Aurore Widmer

Aurore Widmer est praticienne chamanique et holistique, auteure en développement personnel et spirituel. Elle propose de l'accompagnement individuel ou collectif et organise régulièrement des ateliers et des retraites, en France et dans le monde. Son intention est d'aider les êtres à se reconnecter à leur lumière et à se transformer pour retrouver la paix et la joie.

Retrouvez l'auteure sur son site :
www.aurorelumiere.com

70 pierres pour retrouver l'harmonie

ÉVOLUTION

Des livres pour vous faciliter la vie !

Thierry MARX
La Stratégie de la libellule
La méthode corps-esprit

Philippe BRENOT
Pourquoi c'est si compliqué l'amour ?
Comprendre nos différences pour une vie à deux épanouie

Thierry JANSSEN
Le Travail d'une vie
Quand psychologie et spiritualité donnent un sens à notre existence

Thierry JANSSEN
Vivre en paix
Comment transformer la peur en amour

Thierry JANSSEN
Écouter le silence à l'intérieur
Itinéraire spirituel pour s'éveiller à l'essentiel

Marie-Jeanne TROUCHAUD
Donnez confiance à votre enfant

Isabelle FILLIOZAT
Amour, sexe, les réponses aux questions des ados

Aurore WIDMER
70 pierres pour retrouver l'harmonie

Gabriella BENNETT
Le Livre du Coorie
Entre paysages sauvages et coin du feu : le bonheur made in Scotland

Sébastien BOHLER
Le Bug humain
Pourquoi notre cerveau nous pousse à détruire la planète et comment l'en empêcher

AURORE WIDMER

70 pierres pour retrouver l'harmonie

PHOTOGRAPHIES NATHALIE CARNET
STYLISME MARIE MERSIER

SOLAR EDITIONS

Cet ouvrage a précédemment paru sous le titre :
La Magie des cristaux

MIXTE
Papier issu de sources responsables
FSC™ C003309
FSC
www.fsc.org

Pocket, une marque d'Univers Poche, est un éditeur qui s'engage pour la préservation de l'environnement et qui utilise du papier fabriqué à partir de bois provenant de forêts gérées de manière responsable.

ISBN : 978-2-266-31046-8
Dépôt légal : septembre 2020

Ces pierres, symboles de magie et d'harmonie...

Je me rappelle que, toute petite déjà, j'arpentais les salons et foires à la recherche de cristaux. J'en faisais la collection, fascinée par leurs couleurs et leurs formes. Je ne soupçonnais pas encore leur magie. Un jour, quelques années plus tard, j'ai retrouvé dans un placard ces trésors que j'avais conservés. Parmi les pierres, il y avait une tourmaline. Je l'ai prise dans mes mains, j'ai fermé les yeux... Je n'ai jamais senti mon corps aussi ancré, aussi lourd. Un sentiment de sécurité m'a envahie. Ce fut l'électrochoc. J'étais bouleversée par cette connexion.

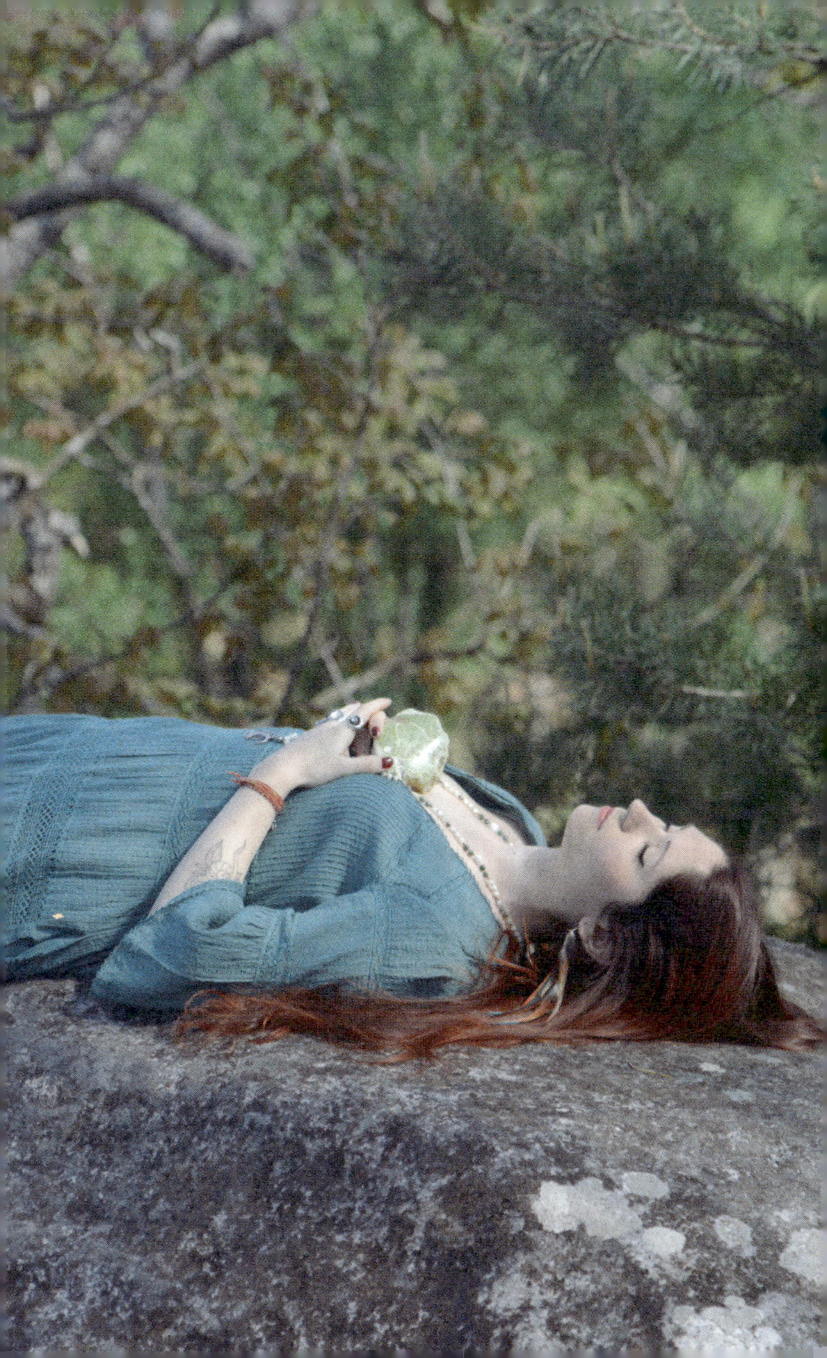

Et puis, il y a quelques années, je suis brutalement tombée malade. Après de longues nuits de douleur, on m'a diagnostiqué un syndrome de Parsonage et Turner. Personne n'était capable d'expliquer pourquoi, mais mon bras s'est soudain trouvé à moitié paralysé. Je ne comprenais pas ce qui était en train de m'arriver, et il n'existait pas de traitement.

C'est en cherchant des solutions que j'ai découvert la naturopathie et son idée d'intégrer nos différents corps, d'entretenir une bonne hygiène de vie et de pensée, mais surtout de développer notre faculté à s'autoguérir. Petit à petit, à travers cette approche holistique, je me suis reconnectée à la spiritualité et à l'énergétique, j'ai réalisé que je ressentais le fluide de l'énergie dans mes mains, que j'étais capable d'apaiser les maux de mes proches et de capter les informations contenues dans un cristal.

Aujourd'hui, je possède une cinquantaine de pierres chez moi. Quelques-unes me suivent toujours dans mon sac, certaines ornent mes bijoux... Elles sont devenues comme des amies chères à mon cœur, capables d'accompagner mes émotions et ma guérison. Il est très difficile d'avoir une opinion arrêtée sur les pierres, chaque livre développe les perceptions de son auteur, choisit d'axer son propos sur des propriétés particulières et aborde les subtilités des cristaux à sa manière. Je ne vous recommanderai qu'une seule chose : faites vos propres expériences, écoutez votre intuition et ayez la patience d'entrer dans ce monde vaste et magique à votre rythme.

Dans cet ouvrage, je vous livre mes connaissances et expériences avec les cristaux, afin que vous puissiez vous aussi les comprendre et qu'ils deviennent vos compagnons de route. Ils seront à vos côtés pour apaiser vos maux, développer vos ressentis et vous aider à traverser vos expériences de vie avec plus de conscience et de sagesse.

La vibration des pierres

Dans de nombreuses traditions, indienne, bouddhiste ou encore amérindienne, il ne fait aucun doute que l'énergie existe, et on considère qu'elle est à la base de toute forme de vie. Elle constitue chaque être humain, les végétaux, les animaux et les pierres. Il s'agit d'une énergie de vie, primaire. Elle circule et donne vie au corps comme à l'univers entier. C'est sur elle que les thérapies énergétiques telles que l'ayurveda, le qi gong ou encore l'acupuncture dans la médecine chinoise travaillent. Une pierre possède sa propre structure chimique, physique et énergétique. Certaines ont la capacité d'absorber les énergies indésirables, d'autres rayonnent de vibrations positives. Il existe un lien entre notre propre structure énergétique et celle du cristal, c'est ainsi qu'une pierre peut entrer en résonance avec nous. Malgré un intérêt fulgurant pour les cristaux ces dernières années, la science n'a toujours pas prouvé leur action. Cependant, de très nombreuses personnes témoignent de leurs effets, et lorsque nous ouvrons nos canaux subtils, il est alors possible de ressentir leurs influences. Nous ne croyons souvent que ce que nous voyons (ou percevons à travers nos cinq sens), mais notre univers est vaste et mystérieux et de nombreux phénomènes restent inexpliqués. Dans mon expérience, j'ai clairement pu ressentir les vibrations de certains cristaux lors de mes méditations ou lorsque je souhaitais me protéger dans les transports en commun. Chacun possède ses croyances, mais il serait dommage de se priver d'outils qui peuvent nous être bénéfiques. Il existe aujourd'hui plusieurs courants pour expliquer le fonctionnement des pierres. Certains pensent que les pierres sont un support psychique pour des techniques de bien-être et de développement personnel. D'autres, comme moi, croient à l'aura vibratoire des pierres, c'est-à-dire à une vibration énergétique invisible. D'autres encore pensent que, lorsque la pierre est mise au contact de la peau, les minéraux qui la composent pénètrent dans le corps, sont absorbés et agissent sur lui jusque dans nos cellules, comme un médicament... Parmi tout cela, rien n'est certain, mais nous ne pouvons ignorer les traditions millénaires qui leur attribuent des vertus et les utilisent depuis très longtemps : les Égyptiens se servaient du lapis-lazuli pour faire passer l'âme des défunts de l'autre côté, les Amérindiens se protégeaient à l'aide des obsidiennes et, au Moyen Âge, le béryl préservait les récoltes des intempéries.

Les corps énergétiques

Dans la tradition indienne, et dans le yoga notamment, mais également dans les traditions bouddhiste ou chinoise, notre organisme est divisé en plusieurs plans invisibles, imperceptibles pour nos sens. Selon mes apprentissages et croyances, ces différentes couches sont des prolongements de notre corps physique, que la médecine traditionnelle s'attelle à soigner au quotidien.

Le corps physique Il correspond à notre corps visible, il doit être entretenu pour pouvoir utiliser et maintenir en bon état les autres corps énergétiques, mais il est également impacté par ces autres plans.

Le corps éthérique C'est notre premier corps constitué de matière subtile. Il englobe, anime et épouse fidèlement la forme du corps. Il assure l'activité des fonctions vitales

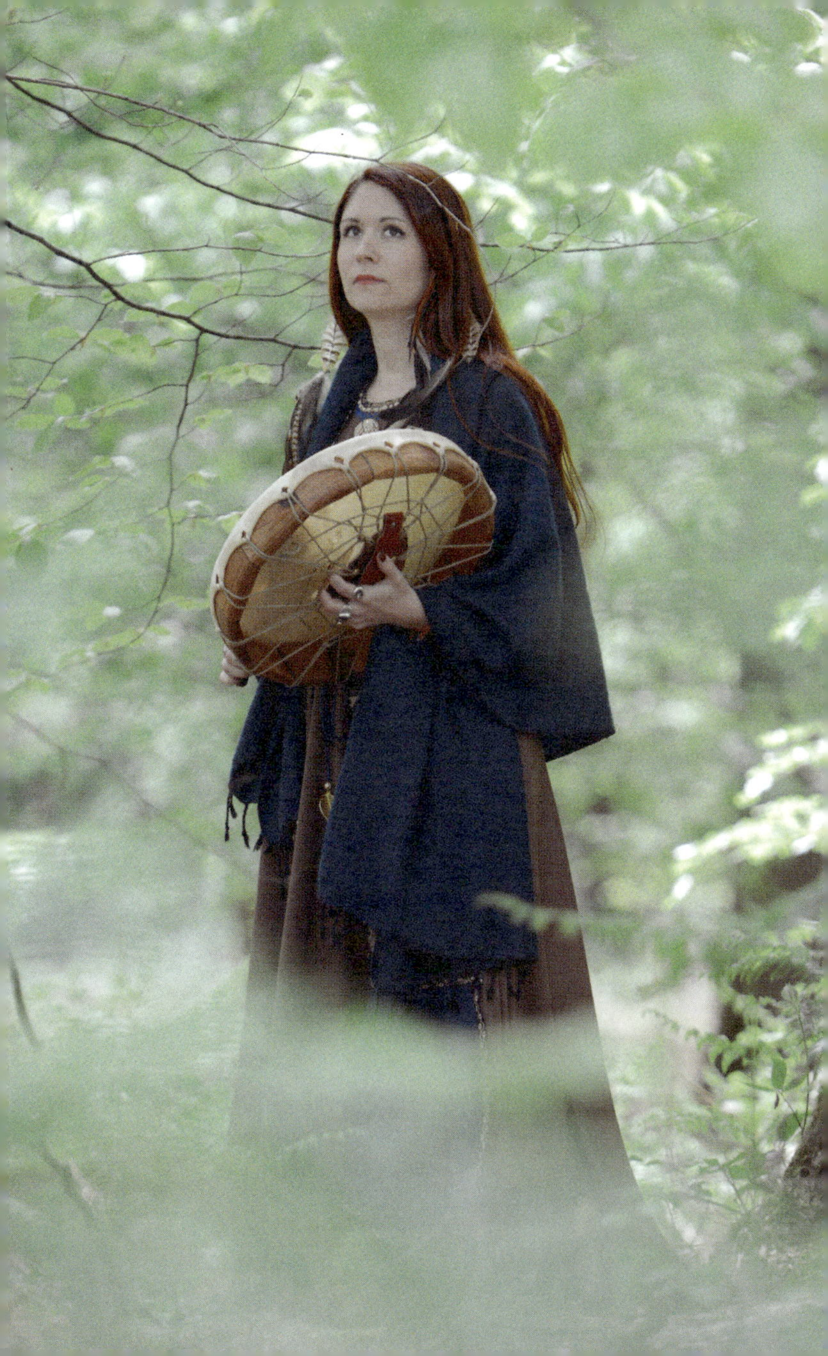

et les échanges énergétiques entre les différents corps subtils. Dans celui-ci se trouvent les méridiens et les chakras, connectés aux énergies cosmo-telluriques.

Le corps émotionnel Il contient nos émotions, désirs, joies et peines. C'est avec ce corps subtil que nous voyageons dans nos rêves. Il permet également de se déplacer dans les plans astraux lors des méditations et visualisations.

Le corps mental C'est le siège de l'intellect et de nos pensées. Il forme également notre personnalité. Il est relié à nos perceptions sensorielles et extrasensorielles, cette association permettant la clairvoyance et toutes nos formes d'intuition. Il contient le corps mental inférieur (logique, personnalité et ego, influencés par notre savoir, nos expériences et émotions) et le corps mental supérieur (intuition, idées innées et créatives, connectées au « divin »).

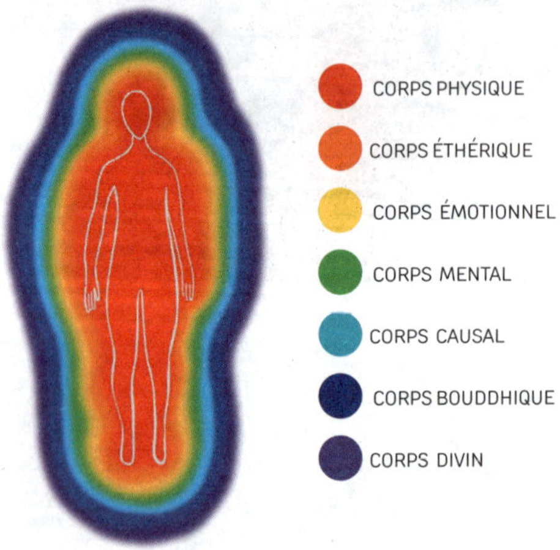

Le corps causal Le corps causal emmagasine la mémoire de nos vies antérieures, de nos expériences passées, dont nos traumatismes conscients et inconscients, mais également les apprentissages de notre vie actuelle : c'est ce que l'on appelle le « karma ». Ce corps permet d'avoir accès à la mémoire universelle, appelée « annales akashiques », il est le siège de la conscience supérieure.

Le corps bouddhique C'est le siège de la conscience cosmique. Selon les croyances, il est atteint lorsque nous avons achevé le cycle des réincarnations, que les Hindous appellent Moksha.

Le corps divin Sans limite véritable, il s'agit de notre connexion directe et subtile avec l'Univers, le grand Tout ou encore Dieu en fonction de nos croyances. Au fur et à mesure que nous nous éveillons, nous avons peu à peu accès à nos prérogatives divines.

Quelles sont les interactions avec les cristaux ?
Selon mes croyances et expériences, les cristaux impactent directement notre plan éthérique ainsi que le plan astral avec leur énergie vibratoire. Chaque pierre possède ses propres vibrations, tel un code génétique, et une fois en contact avec nos corps, elle corrige les déséquilibres potentiels. Des informations subtiles naviguent alors de la pierre à nous, mais également de nous vers la pierre, dans un échange harmonieux et bénéfique à notre bien-être. C'est sur ce principe qu'une pierre peut nous « charger » en onde positive et stimuler notre corps physique, mais également nous « nettoyer » d'émotions ou d'énergies subtiles dont nous n'avons plus besoin. C'est via les chakras (voir p. 41), vos différentes portes énergétiques, que vous pourrez demander aux pierres de remédier à vos déséquilibres.

La forme des pierres

Les cristaux n'ont pas tous les mêmes formes selon la façon dont ils ont été traités après leur extraction minière. Certains sont plus souvent utilisés taillés et d'autres seront plus puissants dans leur apparence brute. Chacune des formes est intéressante, il n'en existe pas de meilleure, chacune peut être belle et efficace à sa manière. J'aime les pierres roulées pour les porter dans mon sac ou les placer sous mon oreiller, j'utilise les pierres taillées pour diriger l'énergie sous mon lit et faciliter mon endormissement ou lorsque je fais des soins énergétiques, par exemple, et une géode diffuse ses vibrations dans mon salon pour m'apaiser. À vous de choisir ce qui vous convient en fonction de votre utilisation quotidienne.

L'échantillon minéralogique Il s'agit de cristaux ou groupes de minéraux encore pris dans leur matrice, leur roche de base, la forme dans laquelle elle a été trouvée. C'est une roche ouverte à l'intérieur de laquelle on voit les cristaux. C'est ceux que je possédais lorsque je collectionnais les pierres de musée dans une petite boîte étant enfant. Elles ne sont pas les plus jolies, mais certaines pierres précieuses et rares ne se trouvent presque que sous cette forme brute, comme l'émeraude. Certaines sont également vendues telles quelles pour les puristes, préférant leur forme originelle non façonnée par l'homme. Leur puissance serait plus importante que celle d''une pierre roulée et modifiée par des processus de transformation, mais l'essentiel est que cela soit adapté à votre utilisation.

L'agrégat de cristal, ou géode Il s'agit de plusieurs petits cristaux partageant une base commune. Ce sont ceux qui me fascinent le plus. Cette forme permet d'augmenter la puissance et le champ d'action des cristaux, car ils sont

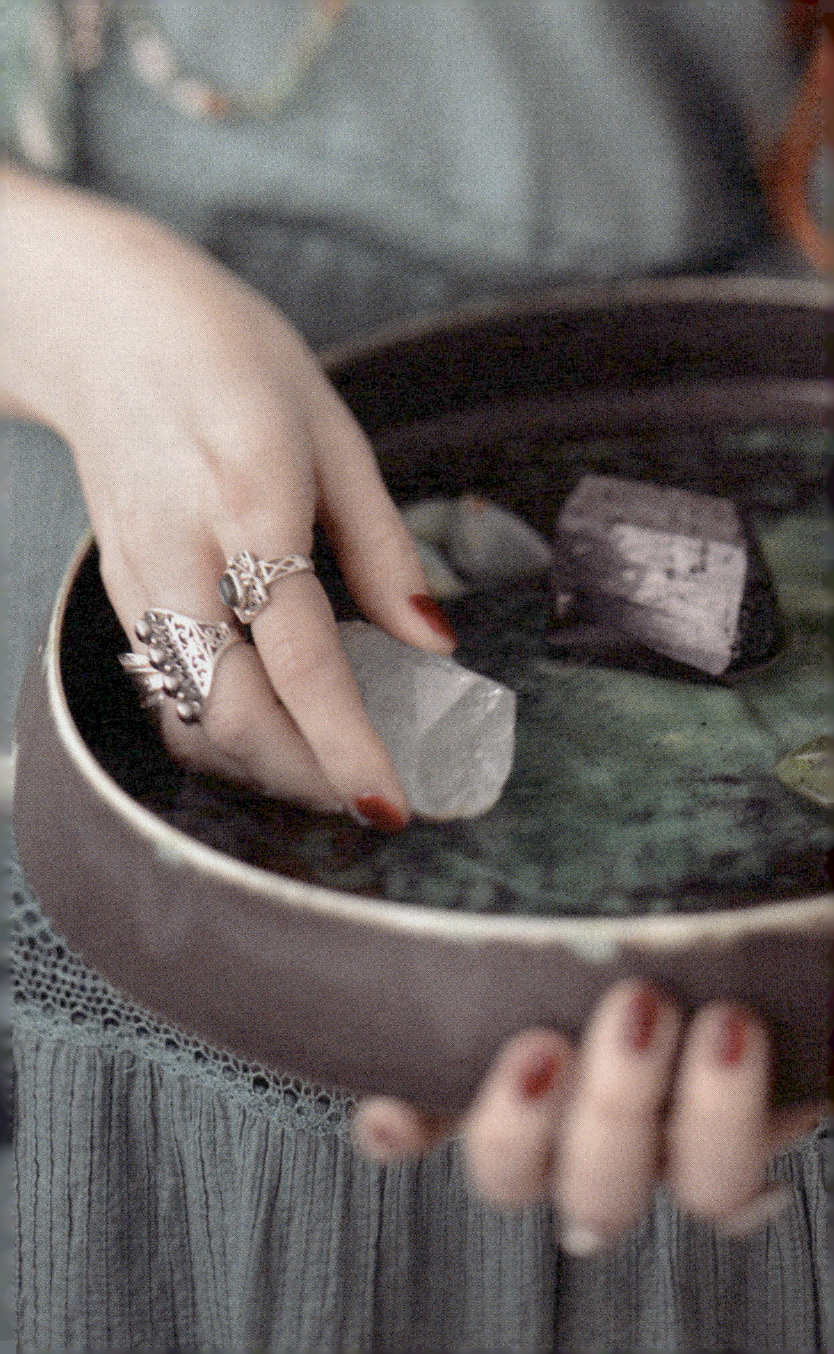

démultipliés au même endroit. De plus, leur forme brute conserve une énergie originelle et naturelle, tout comme les échantillons minéralogiques. Les agrégats de quartz blanc (cristal de roche) et d'améthyste sont assez répandus et connus pour leurs propriétés purifiantes dans une pièce. Vous pouvez également poser vos pierres plus petites dessus pour les décharger pendant la journée ou le soir.

Le cristal isolé Il est reconnaissable par sa forme géométrique, avec des faces plates, ou des angles et une pointe à facettes. La base est en général rugueuse et peu esthétique car il s'agit de la zone par laquelle la pierre a été détachée. Cette forme est intéressante car elle n'a pas été façonnée par la main humaine, tout comme les échantillons et agrégats. Il est joli et concentré, car sa taille peut être importante tout en conservant son énergie brute.

La pierre roulée Elle ressemble à un galet. Il s'agit de la forme la plus commune, roulée par le sable de façon naturelle ou mécaniquement par l'homme. Elle est moins puissante que ses formes brutes mais est tout de même très intéressante. Sous cette forme sont créés des bijoux que nous portons en bagues, pendentifs ou boucles d'oreilles. Ce format permet de les emporter facilement dans son sac à main sans abîmer ce qui s'y trouve ou de le glisser sous l'oreiller la nuit. Je les trouve toujours très belles et douces, comme des gros bonbons, avec leurs lignes harmonieuses et sobres. Je vous invite à commencer par ce format de taille moyenne car il est le plus pratique à utiliser au quotidien.

La pierre taillée En pointe, biseautée ou d'une forme particulière, c'est celle qu'on voit montée sur un bijou pour les tout petits formats. Elle permet une utilisation à des fins précises, comme dans les soins énergétiques que je pratique, grâce à sa pointe qui dirige l'énergie comme un faisceau. On peut les disposer autour d'autres pierres lors de soins sur le corps afin de disperser ou d'amplifier les énergies de ces dernières sur une zone précise. Cette forme est intéressante pour les pierres apaisantes, qui peuvent être placées sous le lit, pointe vers le haut, afin de diriger leur énergie vers notre tête.

Comprendre les couleurs

Les couleurs sont de bons indicateurs pour comprendre le fonctionnement des pierres et leurs domaines d'action. Lorsque nous débutons en lithothérapie, il n'est pas toujours simple de se repérer parmi des milliers de cristaux. Les couleurs constituent de bons indices. Par exemple, les pierres foncées ou marron sont liées à l'ancrage et à la protection alors que les cristaux clairs et blancs travaillent l'ouverture et la clarté. Observez quelles couleurs vous attirent le plus, cela révèle souvent des besoins auxquels la pierre vous permettra de répondre.

COULEUR	PROPRIÉTÉS
Noir, rouge, marron	Ancrage, protection
Orange, or, rouge clair	Créativité et féminité
Jaune	Confiance et estime de soi
Vert et rose	Amour et réconfort
Bleu clair	Expression et communication
Bleu foncé, indigo	Intuition, vision
Violet	Sérénité et calme intérieur
Blanc	Paix, sérénité et méditation
Transparent	Équilibre et nettoyage

Choisir ses pierres

Un cristal n'est pas un objet banal que l'on achète sur un coup de tête. Il est important de le choisir de bonne qualité, d'une provenance éthique et d'une taille adaptée à nos besoins. Il est utile de connaître ses différentes formes (voir p. 16), mais également de savoir comment l'entretenir. Mes pierres sont des trésors dont je m'occupe avec amour car je sais que leurs bénéfices ne seront que plus importants au fil du temps et de leurs utilisations si j'en prends soin.

Qualité et éthique La pierre porte en elle une empreinte énergétique remontant à des millénaires, depuis sa formation dans les couches sédimentaires de la mère Terre. Sa mémoire cellulaire est vieille de milliers d'années, ce qui renforce sa puissance, il est donc important de choisir une pierre dont le mode d'extraction est le plus respectueux possible. Un cristal provenant d'une mine exploitée avec respect, dans les valeurs des droits de l'humain, n'aura pas la même empreinte énergétique qu'une pierre issue d'une mine d'exploitation à grande échelle, complètement mécanisée et déshumanisée. Je me renseigne toujours sur la provenance des cristaux avant de m'en procurer, même si nous ne pouvons jamais être sûrs à 100 %. Votre intuition vous guidera aussi. Si vous trouvez son aspect étrange ou qu'une part de vous ne la sent pas, c'est certainement pour une bonne raison.

L'importance du poids, de la taille et du prix
L'efficacité d'une pierre est proportionnelle à sa taille, son poids et sa qualité. Vous n'aurez jamais les mêmes effets avec une petite pierre au fond de votre sac qu'avec une grosse pierre placée chez vous. Plus une pierre est petite et plus elle se « charge » rapidement des énergies que vous

lui transmettez. Il faut donc la nettoyer beaucoup plus souvent, contrairement à une pierre de 500 grammes, que vous utilisez pour méditer par exemple, qui sera bien plus puissante et efficace longtemps. Toutes les pierres ne sont pas rares (et donc chères). Celles que j'aborde ici sont des pierres semi-précieuses. L'améthyste et le cristal de roche sont assez répandus et sont bon marché, contrairement à un lapis-lazuli ou une turquoise, par exemple. Vous saurez faire la différence au fil de vos expériences et en comparant ce que vous pouvez trouver dans les différentes boutiques. En attendant, ce livre vous donnera des indications. Dans tous les cas, une pierre commune n'en sera pas moins puissante ou efficace. Par exemple, le quartz rose est très facile à trouver et il possède de nombreuses propriétés très intéressantes pour nous accompagner au quotidien. Pas évident de s'y retrouver lorsque vient le moment de choisir un cristal en boutique. Je fais très souvent appel à mon intuition pour cela, je regarde s'il m'attire, ce que je ressens à son contact... Parfois une pierre croise mon chemin mais je ne ressens pas le besoin de me la procurer et, quelques mois plus tard, elle réapparaît dans ma vie, et c'est le bon moment pour la découvrir. Je n'utilise pas toutes mes pierres au quotidien. Je préfère travailler avec quelques pierres qui se renouvellent au fur et à mesure de mon cheminement. Cela me permet de percevoir plus facilement les changements qui se matérialisent dans ma vie. Je vous invite à être patient(e) lorsque vous commencez à accueillir les cristaux dans votre quotidien afin de mieux en appréhender toutes les subtilités.

Choisir une pierre sans but précis, en suivant votre intuition Si vous n'entrez pas dans une boutique avec un but précis, seulement ouvert(e) à la rencontre avec une pierre, la meilleure façon de choisir est de suivre votre ressenti. Souvent, lorsque vous prenez sans réfléchir un cristal dans une boutique et que vous lisez ensuite sa description, vous vous apercevez qu'elle vous convient parfaitement. Bluffant ! Si sa couleur, sa forme ou ce qu'elle émet a attiré votre attention, ce n'est pas par hasard. Il existe aussi d'autres théories, affirmant qu'une pierre qui vous attire n'est pas celle dont vous avez le plus besoin, car elle vous maintiendrait dans votre zone de confort. Quoi qu'il en soit, plus vous apprendrez à vous fier à vos sens subtils, à ce que vous ressentez au contact des cristaux, plus vous serez en mesure de sentir ce qui est bon pour vous.

Choisir une pierre dans un but précis, en suivant des conseils Il est également possible que vous vous rendiez en boutique pour acheter un cristal qui vous aide à résoudre une problématique précise. Dans ce cas, vous pouvez le choisir selon ses propriétés décrites dans ce guide, sur les conseils de spécialistes en lithothérapie ou encore grâce à des thérapeutes formés aux techniques énergétiques. Pour travailler sur une problématique, vous n'avez pas besoin d'acheter des kits complets et hors de prix, il vous suffit d'explorer les bénéfices des cristaux les uns après les autres, en vous laissant du temps.

Les acheter en boutique Si vous avez un mauvais feeling avec le lieu ou la boutique, s'ils ne sont pas accueillants, si les cristaux sont posés dans un coin peu lumineux ou poussiéreux, peut-être que vous n'êtes pas au bon endroit. Un cristal se charge des énergies du lieu où il se trouve. Si vous ne vous sentez pas très bien, cela peut être un signe pour partir. N'hésitez pas à discuter avec les vendeurs et à enquêter sur la qualité et l'éthique des pierres pour savoir si la boutique est fiable.

Les acheter sur des salons spécialisés Sélectionnés pour leur sérieux, les commerces présents sur les stands sont généralement de confiance. Néanmoins, comparez toujours vos ressentis, l'aspect des pierres, le discours et l'énergie des vendeurs ainsi que les prix.

Les acheter sur Internet Si vous connaissez déjà une boutique et les pierres que vous souhaitez, il est également possible de se les procurer en ligne. Néanmoins, si vous n'avez jamais acheté chez un vendeur, je ne recommande pas de faire le premier pas sur Internet afin d'éviter les mauvaises surprises. Pour ma part, j'aime pouvoir sentir, toucher et observer une pierre avant de la rapporter chez moi. Un cristal n'est jamais identique à un autre, d'où l'importance de pouvoir le sélectionner.

Acheter dans les librairies ésotériques Les librairies spécialisées en proposent souvent, mais la qualité des produits et les conseils prodigués ne sont pas toujours bons. Si vous n'avez pas le choix, cela peut être une première porte d'entrée. Prenez en compte vos ressentis et laissez-vous le temps de trouver la perle rare. Ne vous précipitez pas, au risque d'être déçu(e).

Nettoyer ses pierres

Les pierres émettent des vibrations énergétiques qui entrent en résonance avec les nôtres et se chargent à notre contact au fil du temps. Il est donc primordial de les nettoyer après l'achat, après les avoir utilisées ou portées, en fonction de la charge émotionnelle qu'elles ont reçue et de leur degré d'utilisation quotidien. Il existe différentes écoles concernant la purification des pierres, allant de méthodes très simples à des techniques plus spécifiques, empruntées à diverses traditions. Je conseille toujours de faire ce qui semble le plus juste pour vous, d'opter pour les techniques les plus pratiques, avec lesquelles vous avez le plus d'affinités. Pendant ces petits rituels, conservez toujours en tête votre intention de nettoyage ou de rechargement.

Purifier à l'eau La méthode la plus utilisée pour nettoyer une pierre est de l'immerger complètement dans l'eau quelques heures, voire toute la nuit. Certains ajoutent du sel pour ses propriétés purifiantes, mais je le déconseille, car c'est assez violent pour le cristal, le sel étant un nettoyant énergétique trop puissant selon moi. L'idéal est de laisser le cristal quelques minutes dans un torrent ou sur les bords d'un lac, mais si vous habitez en ville, l'eau du robinet conviendra tout à fait. Privilégiez un contenant en céramique ou en terre cuite plutôt que de l'aluminium, qui risquerait d'altérer la composition de la pierre. Si vous n'en avez pas, du plastique sera acceptable. Avant de la tremper dans le récipient, rincez-la à l'eau froide et faites de même après la purification, puis séchez-la avec un torchon propre. L'eau permet de purger les énergies absorbées par la pierre.

Purifier par la fumigation La purification par la fumée est plus douce, et il peut être intéressant de tester les deux méthodes pour voir ce qui vous convient le mieux. La technique la plus utilisée est celle de l'encens brûlé sur un palet de charbon à l'aide d'un encensoir, mais cela enfume beaucoup... Choisissez le benjoin ou l'oliban pour leurs propriétés purifiantes, ce sont les plus utilisés par les bio-énergéticiens et les religieux depuis des centaines d'années. Placez vos pierres dans une petite passoire ou dans vos mains et passez-les à travers la fumée pendant quelques minutes. Vous pouvez également utiliser des bâtons de sauge blanche,

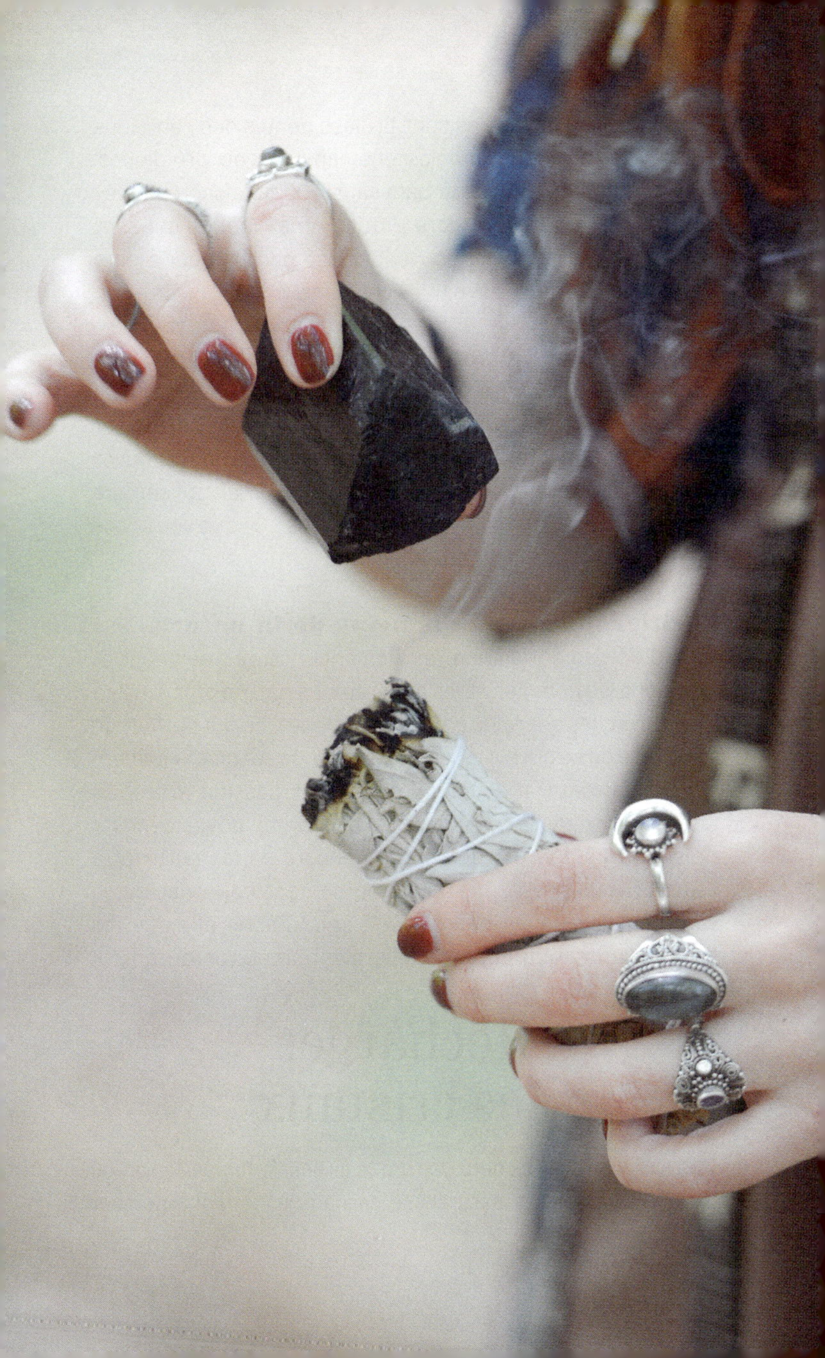

très efficace : ses feuilles sont brûlées depuis des centaines d'années lors de cérémonies chamaniques ou druidiques. Cela marche aussi avec du palo santo, un bois sacré provenant d'Amazonie que j'adore diffuser chez moi et qui sent extrêmement bon. Il est souvent utilisé par les guérisseurs mayas et incas ainsi que par les chamans.

Purifier par le son Les vibrations sonores peuvent également purifier et décharger les pierres. Cela peut être très pratique pour les énormes géodes de décoration ou pour nettoyer tout un lot de pierres en même temps. Vous pouvez faire chanter un bol tibétain ou un bol en cristal, utiliser une harpe en cristal, des carillons, des cloches... ce que vous possédez et qui vous plaît, naturellement.

Purifier grâce aux éléments de la nature Dans la tradition amérindienne, les éléments naturels soignent et nettoient les hommes et les minéraux. La nature offre un lien direct avec les énergies cosmo-telluriques, ce qui permet de se défaire de ce qui n'a plus lieu d'être et de se remplir d'énergie bienfaisante. Il est donc également possible d'enfouir les cristaux dans la terre pour les décharger, de les déposer près d'un feu, au gré du vent, ou encore de les nettoyer à l'eau. Si vous passez du temps au contact de la nature, je vous conseille de suivre vos envies et intuitions, afin que vos cristaux puissent profiter des énergies qui vous entourent.

Recharger ses cristaux

Une fois vos cristaux nettoyés grâce à l'eau, la fumée, le son ou les autres éléments naturels, le séchage et le rechargement permettront d'amplifier leurs énergies. Le soleil revitalise les pierres, mais attention, certaines ne le supportent pas et pourraient s'abîmer ou se décolorer. La pleine lune est également très puissante pour recharger vos cristaux ; vous pouvez les placer toute la nuit directement sous sa douce lueur ou quelques heures près de la fenêtre si vous habitez en ville. Attention au froid en hiver qui pourrait abîmer les pierres les plus fragiles, rentrez-les plus tôt si la température est trop basse. La géométrie sacrée est également courante pour recharger des pierres. Je possède une grande fleur de vie en bois, sur laquelle je dispose l'eau que je bois au quotidien ainsi que certains de mes cristaux. Vous pouvez aussi imprimer des figures de géométrie sacrée et y charger vos pierres, tout simplement.

Consacrer ou programmer une pierre Lorsque vous venez d'acquérir un cristal, il peut être intéressant de le consacrer afin de vous assurer que son contact vous soit bénéfique. Installez-vous tranquillement, prenez de profondes inspirations et visualisez votre canal : des racines qui partent de votre bassin jusqu'au centre de la terre et des filaments qui partent de votre tête jusqu'au ciel. Prenez la pierre dans vos mains et répétez à haute voix : « Ce cristal me sera bénéfique sur tous les plans, et je bénéficierai de toutes ses énergies lumineuses quelles qu'elles soient. » Profitez-en pour la nettoyer avec de la fumée ou du son pour terminer la consécration. Remerciez-la et rangez-la précieusement. Vous pouvez également programmer une pierre avec une intention. Par exemple, si vous achetez une pyrite avec l'objectif d'attirer l'abondance dans votre vie, installez-vous et effectuez votre centrage comme pour la consécration. Puis répétez à haute voix : « Ce cristal sera le symbole de mon abondance, chaque fois que je serai à son contact j'activerai les lois universelles. » Il deviendra alors votre talisman, portant en lui la mémoire de votre objectif ou intention initiale.

Rangement et utilisations

Une pierre est un être sensible et fragile. Il est important de ne pas la ranger n'importe où et de l'utiliser en y mettant une certaine conscience. Plus vous prendrez soin d'elle et plus elle saura prendre soin de vous. Il peut donc être bénéfique de placer vos pierres de façon stratégique, en sécurité, loin des appareils électroniques et avec une certaine harmonie.

Les ranger chez soi, à la maison Les cristaux sont des éléments de décoration très esthétiques pouvant apporter de la magie dans votre intérieur. J'ai créé chez moi des ambiances de couleurs en fonction des espaces ; par exemple, j'ai placé mes cristaux blancs, violets et bleus dans ma chambre pour une ambiance calme et sereine. J'ai disposé mes petites pierres dans une vitrine pour les regrouper et les admirer, en harmonie avec mes autres objets décoratifs. Vous pouvez également créer un petit « autel » personnel avec vos cristaux, des éléments naturels, des photos, ce qui vous inspire. Laissez votre intuition et votre créativité vous guider, car vos vibrations d'amour et de joie amplifient les bénéfices de vos cristaux.

Gare à l'électronique Les pierres sont extrêmement sensibles aux vibrations et fréquences émises par nos appareils. Évitez donc de les déposer près de la box ou de votre ordinateur. Même chose pour le téléphone dans le sac à main : compartimentez vos poches afin d'éviter le plus possible les contacts directs. La shungite est capable d'absorber les ondes électromagnétiques, collez-en une plaque sur votre téléphone ou déposez une pyramide à côté de vos appareils électroniques.

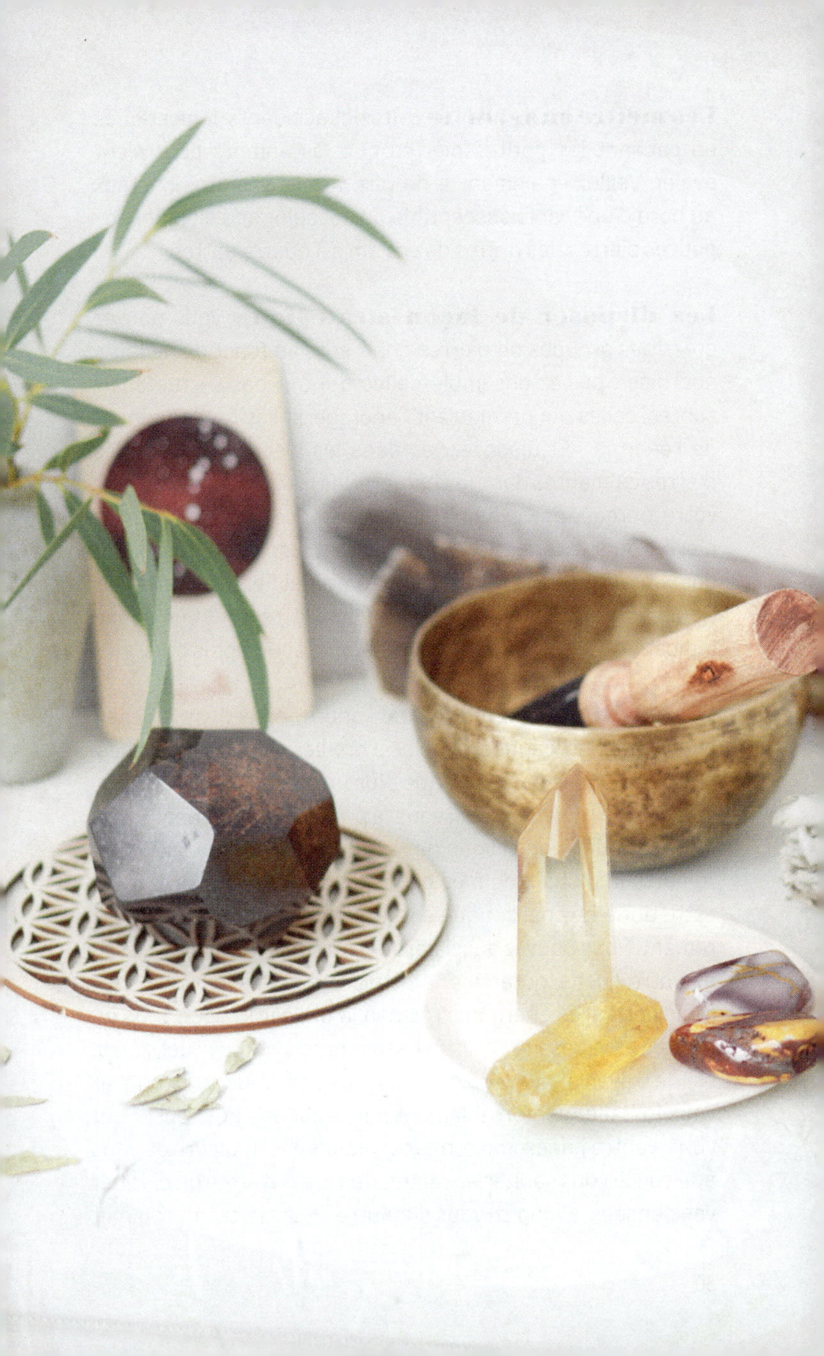

Les mettre en sécurité Évitez les accidents domestiques en cachant les petites pierres que les enfants pourraient avaler. Veillez également à ne pas mettre vos gros cristaux au bord d'une table susceptible de basculer et à éloigner vos petites pierres des griffes de vos amis à quatre pattes.

Les disposer de façon stratégique Vous pouvez créer des groupes de pierres cohérents en fonction de leurs énergies : placez ensemble celles qui ont des vertus apaisantes, celles qui permettent l'ancrage, celles qui redonnent de l'énergie... Et disposez-les dans les pièces adaptées, les pierres calmantes dans la chambre, les pierres créatives dans votre bureau, par exemple. Je vous conseille de choisir les pierres dont les énergies se complètent bien et qui possèdent des vibrations communes afin d'en amplifier les bénéfices. Pour cela, la couleur, les chakras (voir p. 41) seront une bonne indication. Cela créera ainsi un champ d'action plus puissant.

Bien utiliser vos cristaux J'adore porter des pierres en bijoux : colliers, bagues, boucles d'oreilles ou encore broches. Rappelez-vous néanmoins que plus un cristal est petit et plus il se charge rapidement. Si vous le portez en permanence, son effet sera diminué si vous ne le nettoyez pas assez souvent. Je porte la plupart de mes bijoux davantage pour un aspect esthétique qu'énergétique car je ne les nettoie pas régulièrement. Vous pouvez aussi garder votre pierre dans votre sac ou votre poche, notamment les pierres noires, moins vulnérables et qui se chargent très peu, à utiliser lorsque vous en ressentez le besoin. Pour un besoin précis et ponctuel, l'idéal est de travailler avec la pierre adaptée chez vous. Vous pouvez vous installer confortablement sur le canapé et la poser sur votre ventre par exemple, pour soulager des douleurs ou vous apaiser. Si vous souhaitez calmer des maux de tête ou clarifier vos pensées, allongez-vous sur votre lit, le cristal au sommet de votre crâne. Chaque pierre possède un fonctionnement différent, vous pouvez suivre les conseils de ce guide ainsi que votre intuition et mettre en place vos propres protocoles d'utilisation.

Avant de les utiliser ou de les porter Il est important de nettoyer votre pierre avant de l'utiliser, vous pouvez également la consacrer ou la programmer avec une intention (voir p. 27). Ayez conscience de ses bénéfices et propriétés, certaines pierres comme l'obsidienne ne sont pas conseillées pour dormir, la pierre de lune peut vous rendre un peu tête en l'air au bureau, le jaspe rouge n'est pas idéal pour les hyperactifs. Il n'y a jamais de grosses erreurs en lithothérapie, mais cela vous garantit des bienfaits optimaux.

Les utiliser en contact avec la peau Il n'est pas nécessaire de mettre la pierre directement sur la peau pour que celle-ci agisse sur notre organisme. En effet, l'échange d'informations se passe sur des plans subtils, l'action physique n'est pas indispensable, même si cela est possible. Néanmoins, une petite pierre de 2 à 4 centimètres, au rayonnement étroit, devra être portée sur vous pour agir. À l'inverse, un cristal de taille plus importante, de plusieurs centimètres de diamètre, au rayon d'action amplifié, aura une action vibratoire sur toute une pièce. Cet usage est donc pratique si vous n'avez pas envie de porter constamment votre pierre et que vous avez tendance à les oublier dans un coin.

Utiliser plusieurs cristaux en même temps Vous pouvez tout à fait combiner les actions de plusieurs pierres. Néanmoins, si vous portez une multitude de bracelets et cristaux au quotidien, d'une part ces derniers seront chargés très rapidement de votre énergie et, d'autre part, des pierres aux propriétés opposées utilisées en même temps n'auront pas grand intérêt. Par exemple, porter un cristal pour vous ancrer et un autre pour développer vos perceptions subtiles est peu judicieux. À l'inverse, il peut être très intéressant de porter toute la journée une petite pierre apportant la sécurité et, le soir, d'être au contact d'une grosse pierre développant la confiance en soi, par exemple. Lorsque les pierres agissent sur le même chakra ou concernent des thématiques communes, il est pertinent de les combiner.

Que se passe-t-il si un cristal se casse ? S'il ne s'agit que d'une légère fêlure, ce n'est pas grave, à vous de sentir si l'énergie de la pierre est toujours intacte (fiez-vous à vos ressentis). Mais si cette dernière se brise en deux ou en mille morceaux, alors son énergie sera altérée. Ma croyance est que son travail avec vous est terminé et qu'il est temps de s'en séparer. L'idéal est alors de trouver un coin de nature et d'enterrer le cristal, afin de le remettre à la Terre et de le remercier.

Ne pas les oublier, en prendre soin Lorsque l'on débute en lithothérapie, beaucoup de pierres nous font envie et on a tendance à multiplier les achats de pierres de toutes les tailles et formes, de bijoux, de bracelets, de géodes de décoration... On en met dans tous les coins ! Une fois par mois, il peut être judicieux de faire le tour de votre appartement, maison, de vos poches et sac à main, pour nettoyer et décharger tous vos trésors, afin que ces derniers continuent de diffuser leurs bonnes ondes.

Vous accompagner des cristaux au quotidien

Vos cristaux peuvent être de véritables alliés dans vos activités, au quotidien. Certaines pierres sont très adaptées pour se recentrer au travail, d'autres pour clarifier l'esprit pendant les méditations ou encore pour apaiser le stress dans des situations inconfortables. Vous trouverez de nombreux conseils pratiques et rituels adaptés à chacune des pierres dans le chapitre 2 (p. 72), afin de personnaliser au maximum leur utilisation.

Pendant le yoga ou la méditation Pendant ces instants de détente et de reconnexion à soi, une pierre sera très utile. Avant de débuter votre pratique, vous pouvez prendre la pierre en main, inspirer et expirer profondément et observer ce que vous ressentez. Plus vous serez habitué à détecter les énergies d'un cristal, plus vous développerez votre intuition, et mieux vous saurez choisir la pierre adaptée. Observez si vous sentez de la chaleur, une agitation, des picotements, des sensations, un apaisement de vos pensées, une lourdeur... Tous ces indices sont des réactions de votre organisme au contact de votre cristal.

Lors des processus créatifs Lorsque vous peignez, dessinez ou écrivez, prenez d'abord un temps pour vous connecter avec votre cristal via une courte méditation. Prenez simplement la pierre dans vos mains quelques minutes et mobilisez votre attention sur votre respiration. J'ai pour habitude de tenir une pierre d'ancrage et d'inspiration dans mes mains ou de la poser sur mes genoux lorsque je dois écrire un livre ou un article. Lorsque j'anime un atelier, je suis également souvent accompagnée d'une pierre de protection ou d'expression pour développer au mieux mes capacités et soutenir mon énergie. Prenez l'habitude de leur demander de l'aide lorsque vous en avez besoin.

Dans les transports Dans les grandes villes, les transports sont synonymes d'agression et d'énergies parfois lourdes à gérer. J'ai le réflexe de porter sur moi une tourmaline, de la prendre en main, de fermer les yeux et de visualiser une bulle de protection, de lumière, autour de moi. Je le fais systématiquement lorsque je me sens polluée et que je ressens des émotions qui ne m'appartiennent pas. Prenez le réflexe de vous centrer et de vous protéger (voir le rituel avec la tourmaline, p. 204), vous verrez au fil du temps que cela fait une grande différence dans votre quotidien.

Le soir au coucher De nombreuses pierres sont extrêmement bénéfiques pour favoriser l'endormissement, les rêves apaisés ou lucides ainsi que le calme. Vous pouvez accompagner votre rituel de coucher d'une améthyste, d'une sélénite ou encore d'un quartz rose pour diffuser de la douceur avant de vous glisser sous les draps. Ces dernières s'accompagnent également très bien de pratiques de respiration ventrale, pour apaiser votre esprit et préparer votre organisme à se laisser emporter dans les bras de Morphée (voir le rituel avec l'améthyste, p. 82).

Lors de rituels symboliques Dans le chapitre 2 (p. 72), vous trouverez pour chacun des cristaux un rituel associé. Un rituel est un instant sacré et puissant, pour manifester de la beauté, de la joie, de l'amour et du bonheur dans votre vie.

Vous pourrez explorer ces propositions et créer les vôtres au fil de vos explorations. Pour chacun, il vous suffit de prendre un temps, de vous placer dans un endroit tranquille où vous ne serez pas dérangé(e) et de vous préparer grâce à la respiration, la visualisation, le centrage, l'ancrage... Vous pouvez allumer des bougies, mettre de la musique calme, brûler de l'encens, de la sauge ou encore du palo santo. Un rituel est votre moment à vous, plus vous le vivez en conscience et plus la puissance de vos cristaux sera décuplée pour soutenir vos intentions. Placez votre pierre dans vos mains, sur votre corps près du chakra concerné ou encore à côté de vous, selon vos envies.

Et pour la santé ? Les pierres ne soignent pas. Elles ne sont que des compléments et non des substituts aux traitements médicaux. Il est important de ne pas supprimer les traitements allopathiques prescrits par votre médecin. Néanmoins, vous pouvez tout à fait accompagner des symptômes ou douleurs chroniques avec des cristaux, car ces derniers peuvent parfois augmenter votre vitalité, détoxifier votre organisme ou encore calmer votre système nerveux. N'hésitez pas en plus à pratiquer la visualisation, des rituels, des respirations et autres méthodes pour amplifier les bénéfices des pierres et ainsi traverser avec plus de facilité les petits désagréments du quotidien. Tout comme l'homéopathie ou les techniques énergétiques, il s'agit d'une pratique holistique, d'une démarche globale, afin de vous soutenir au mieux sur tous les plans.

Le cristal comme pendule

L'univers est entièrement constitué d'énergie visible ou invisible. Lorsqu'on utilise un pendule, une part inconsciente de notre être entre en résonance avec le cristal pendu au bout de sa chaînette. Ce dernier capte alors des informations détenues par notre être supérieur (ou « âme ») et réagit en bougeant dans un sens ou dans l'autre, afin de nous fournir l'information dont nous avons besoin. Cet effet appelé « idéomoteur » permet d'obtenir des réponses à des questions que nous nous posons, lorsque nous sommes capables de créer en nous l'espace nécessaire pour accueillir les informations. Lorsque nous avons la capacité de nous faire confiance et d'incarner une attitude neutre, cette technique devient très utile pour prendre des décisions et avancer sereinement au quotidien.

Se servir de la radiesthésie Choisissez un pendule avec un cristal rond, cylindrique ou sphérique en fonction de vos préférences esthétiques. Nettoyez d'abord votre cristal. Tenez la chaînette entre votre pouce et votre index, conservez le poignet souple, le coude posé sur une table si besoin, puis fermez les yeux quelques instants pour trouver le calme en vous. La première étape sera de calibrer votre pendule en lui demandant quel est votre « oui », « non » et « peut-être », c'est-à-dire déterminer quel mouvement correspondra à quelle réponse : de gauche à droite, de bas en haut ou bien tournoyer ? Une fois calibré, vous pouvez penser à vos questions. J'ai par exemple l'habitude de demander : « Est-ce que les clés égarées se trouvent chez moi ? », « Est-ce une bonne idée d'aller à ce rendez-vous ? », « Est-ce le meilleur jour pour

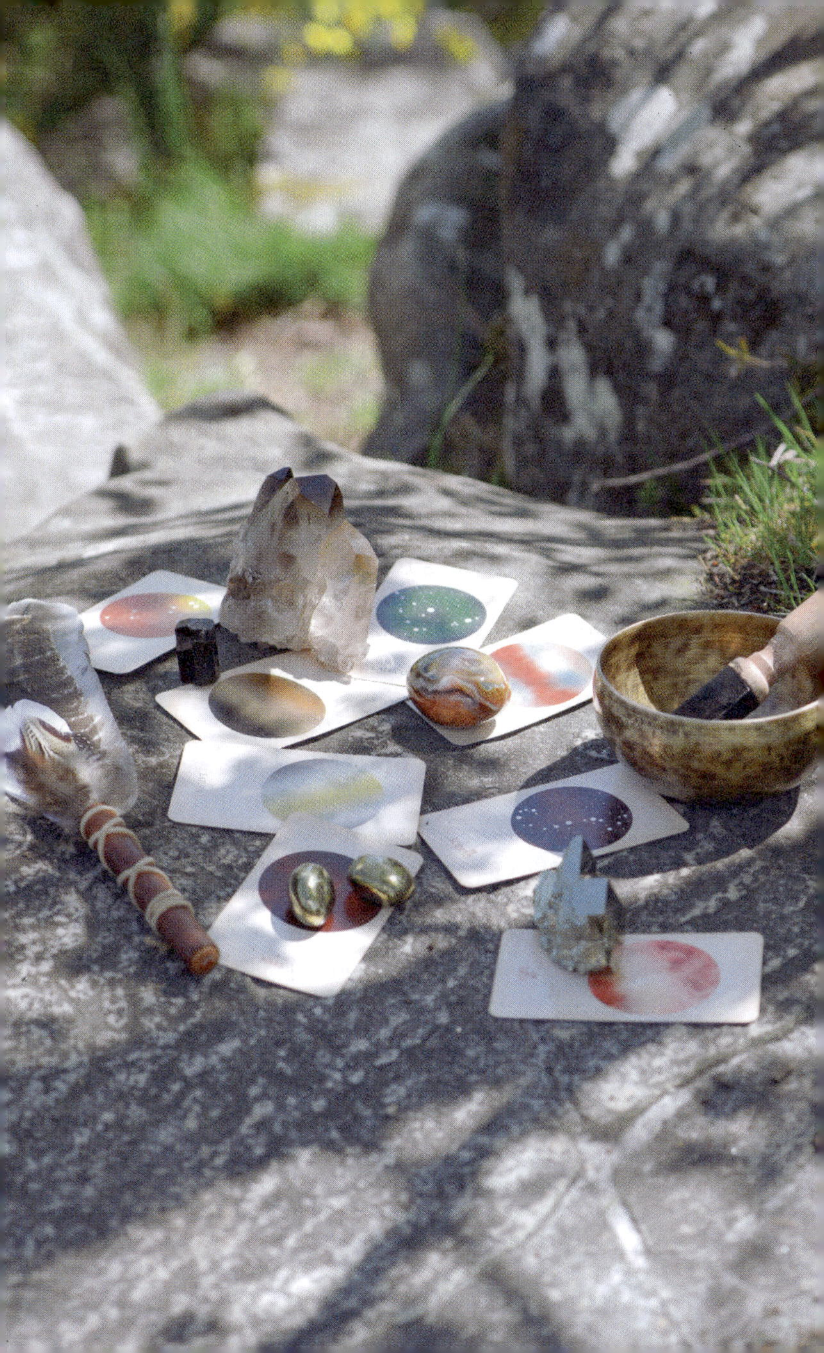

faire telle ou telle activité ? »... Vous pouvez vous amuser à poser de très nombreuses questions, si votre esprit est clair et calme. Le plus difficile est de ne pas influencer le mouvement du pendule avec son esprit. Avec de la pratique et de la patience, les résultats sont surprenants.

Les cristaux et la divination

Comme les cartes dans les tarots et oracles, il est possible d'utiliser les cristaux comme outils divinatoires. Pour cela, il vous suffit de vous munir de vos pierres et de connaître leurs symboliques ou de leur en attribuer qui vous conviennent. Pour commencer, vous pouvez utiliser les symboliques que je vous propose dans les fiches du chapitre 2 (p. 72). Une fois ces dernières ancrées dans votre esprit, placez les pierres que vous possédez dans un petit sac.

Pratiquer un tirage de pierres Installez-vous dans un endroit calme, mettez-vous en condition grâce à une petite méditation. Puis formulez votre question, par exemple : « Comment traverser au mieux cette épreuve ? » Déterminez le type de tirage adapté : un tirage sur 3 pierres vous permettra de faire un état des lieux assez simple, un tirage sur 4 cristaux de résoudre une situation plus précisément, un tirage sur 5 pierres d'éclairer vos échanges et vos relations avec une personne... Puis procédez au tirage à l'aveugle dans le petit sac, en piochant les pierres à l'instinct. La position de chaque pierre dans le tirage déterminera ce qu'elle vous indique comme présenté ci-dessous.

Le tirage du passé, du présent et du futur Ce tirage vous permet de faire un état des lieux global.

PIERRE N° 1 : CE QUE J'AI VÉCU ET QUI M'IMPACTE AUJOURD'HUI. Exemple : la tourmaline, vous avez beaucoup porté les problèmes des autres.

PIERRE N° 2 : CE QUE J'EXPÉRIMENTE EN CE MOMENT. Exemple : le quartz rose, il est temps de retrouver l'amour pour vous-même dans votre cœur.

PIERRE N° 3 : CE QUE JE M'APPRÊTE À TRAVERSER. Exemple : la fluorine, la maîtrise de vos pensées vous permettra d'être plus optimiste et d'avancer plus sereinement.

Le tirage pour résoudre une situation Ce tirage vous permet d'obtenir des clés pour surmonter une épreuve.

PIERRE N° 1 : CE QUE JE TRAVERSE. Exemple : la citrine, cette situation vous génère du stress que vous avez besoin de libérer.

PIERRE N° 2 : CE QUI BLOQUE. Exemple : la tourmaline, vous refusez de lâcher des parts de vous et de comprendre que vous avez changé.

PIERRE N° 3 : LA SOLUTION. Exemple : la lépidolite, soyez davantage bienveillant(e) et patient(e) envers vous-même.

PIERRE N° 4 : L'ISSUE POSSIBLE. Exemple : la pierre de lune, cette épreuve vous permettra de gagner une sensibilité et une intuition accrues pour mieux avancer ensuite.

Le tirage du lien à l'autre Ce tirage vous permet de comprendre les enjeux dans une relation.

PIERRE N° 1 : CE QUE J'INCARNE. Exemple : la pierre de soleil, je suis la joie et le rayonnement.

PIERRE N° 2 : CE QUE JE DOIS TRAVAILLER. Exemple : la rhodochrosite, je dois apprendre la délicatesse et la compassion envers les autres.

PIERRE N° 3 : CE QUE L'AUTRE INCARNE. Exemple : la sodalite, il possède un bon discernement et un bon sens logique.

PIERRE N° 4 : CE QU'IL DOIT TRAVAILLER. Exemple : la malachite, il doit guérir de ses blessures du passé.

PIERRE N° 5 : NOTRE PARTAGE COMMUN. Exemple : le grenat, notre passion commune nous permet de nous faire grandir ensemble.

Le tirage du chemin de vie Ce tirage vous permet de faire le point dans votre cheminement intérieur.

PIERRE N° 1 : CE QUE JE TRAVERSE EN CE MOMENT. Exemple : le quartz rutile, je suis en train de guérir des parts de moi afin de pouvoir évoluer.

PIERRE N° 2 : CE QUE JE SUIS INVITÉ À METTRE EN PLACE. Exemple : la rhodonite, je dois savoir pardonner afin de pouvoir avancer.

PIERRE N° 3 : LES PIÈGES À ÉVITER. Exemple : le jaspe rouge, à trop vouloir aller vite et en force, je peux passer à côté de l'enseignement.

PIERRE N° 4 : LES ÉNERGIES QUE JE POSSÈDE SUR LESQUELLES JE PEUX M'APPUYER. Exemple : l'aigue-marine, j'ai la capacité de communiquer avec justesse mes émotions.

PIERRE N° 5 : L'ISSUE POSSIBLE. Exemple : le cristal de roche, libéré de fardeaux inutiles, je retrouverai l'équilibre.

Le tirage de l'année et des mois à venir Vous pouvez vous amuser à tirer une pierre par mois, pour les 12 prochains mois, même si nous ne sommes pas en janvier. Cela vous donnera les énergies que vous aurez à traverser et à travailler en conscience.

Équilibrer les chakras

Ces roues d'énergie influent sur nos différents systèmes et impactent nos émotions, pensées, personnalité et équilibre global. Nous possédons 7 chakras principaux, situés du plancher pelvien au sommet du crâne, ainsi que des milliers de chakras secondaires sur tout le corps, reliés entre eux par des milliers de circuits appelés des nadis. En cas de perturbation ou de dérèglement énergétique, cela peut entraîner de nombreux troubles physiques et psychologiques. À l'inverse, des émotions intenses prolongées et maladies peuvent les dérégler, cela fonctionne dans les deux sens. Les cristaux sont en correspondance avec ces chakras. La couleur des cristaux est traditionnellement liée à celle des chakras, c'est pour cela qu'une pierre verte ou rose sera souvent adéquate pour travailler sur le 4e chakra, le chakra du cœur, par exemple. Il est bénéfique de placer la pierre près du chakra concerné pour amplifier son efficacité : des pierres bleues au niveau de la gorge et des pierres noires dans les poches au niveau des hanches.

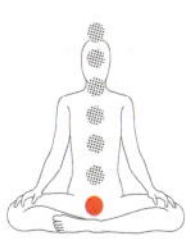

Premier chakra, le chakra racine, porte de l'ancrage Ce chakra concerne notre sécurité intérieure et extérieure, c'est l'aspect masculin de nos polarités. Bien équilibré, il offre un sentiment de confort, une capacité à réaliser des projets et une stabilité du foyer. Déséquilibré, il peut générer des peurs, un manque d'ancrage dans la réalité, des dépendances, un hypermatérialisme et un sentiment d'insécurité physique et mentale.

POSTURE DE YOGA La guirlande (*malasana*) vous aide à vous enraciner lorsque votre mental est trop actif et que vous vous sentez submergé(e) par vos peurs et vos insécurités.

ACTIVITÉS Marcher pieds nus dans la terre, retrouver la nature, faire de la poterie, des visualisations d'ancrage, des arts martiaux et des sports de combat.
MANTRA « LAM », à répéter plusieurs fois en méditation.
AFFIRMATION « Je suis en sécurité. »
HUILES ESSENTIELLES Clou de girofle, vétiver, muscade, bois de santal, immortelle, nard de l'Himalaya, origan.
CRISTAUX MAJEURS ASSOCIÉS Bois fossile, grenat, héliotrope, hématite, jaspe rouge, obsidienne, onyx, pyrite, quartz fumé, shungite, tourmaline.

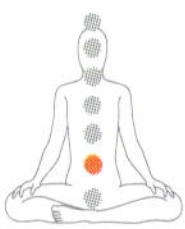

Deuxième chakra, le chakra sacré, porte de l'harmonie Ce chakra concerne la sensualité et la créativité, c'est l'aspect féminin de nos polarités. Il représente également notre centre émotionnel et notre lien aux autres. Équilibré, il permet une sexualité épanouie et heureuse, une libre créativité et une sensibilité juste. Déséquilibré, il peut entraîner une inhibition des émotions, de la rigidité ou une culpabilité régulière face à la joie, de la boulimie alimentaire ou affective et des dépendances.
POSTURE DE YOGA Le cobra (*bhujangasana*) vous permettra d'enraciner votre énergie, d'accueillir la souplesse, la fluidité et le mouvement lorsque vous avez besoin d'adopter une attitude flexible ou de nourrir un regard différent sur une situation.
ACTIVITÉS Faire de la danse intuitive, de la peinture, des mandalas, de la décoration, de la création sous toutes ses formes, voyager, intégrer des cercles de partage.
MANTRA « VAM », à répéter plusieurs fois en méditation.
AFFIRMATION « J'écoute ma joie. »
HUILES ESSENTIELLES Bergamote, cannelle, mandarine, jasmin, marjolaine, orange, vanille, carotte.
CRISTAUX MAJEURS ASSOCIÉS Ambre, jaspe mokaïte, cornaline, pierre de lune.

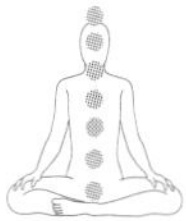

Troisième chakra, le chakra du plexus solaire, porte du pouvoir Ce chakra concerne notre personnalité et le positionnement de notre ego face au monde. Équilibré, il permet de ressentir une confiance intérieure, il développe une personnalité assumée, un ego sain et permet de poser nos limites. Déséquilibré, il peut déclencher différentes formes d'orgueil, de la colère, une forme de tyrannie, ou à l'inverse une difficulté à dire non et parfois un sentiment de honte.

POSTURE DE YOGA La déesse (*utkata konasana*) permet d'asseoir votre pouvoir personnel, de mettre en action votre rayonnement, de stimuler votre confiance en vous et de renforcer votre affirmation face au monde.

ACTIVITÉS Faire du théâtre, du sport, pratiquer l'automassage, des activités solidaires, organiser des projets, pratiquer la respiration du feu.

MANTRA « RAM », à répéter plusieurs fois en méditation.

AFFIRMATION « Je rayonne et prends ma place. »

HUILES ESSENTIELLES Petit grain bigarade, basilic, camomille, gingembre, verveine citronnée, épinette noire.

CRISTAUX MAJEURS ASSOCIÉS Calcite orange, citrine, héliodore, œil-de-tigre, péridot, pierre de soleil, pyrite.

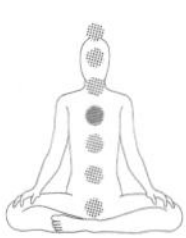

Quatrième chakra, le chakra du cœur, porte de l'amour Ce chakra concerne l'acceptation et l'amour universel. Équilibré, il développe la compassion et l'amour envers les autres et soi-même ainsi que le respect de toute forme de vie. Déséquilibré, il peut conduire à la haine envers soi, le manque d'affection, le chagrin, la difficulté à donner ou recevoir de l'amour ainsi qu'une sensibilité excessive. C'est la porte la plus difficile à équilibrer car elle est mise à l'épreuve à chaque expérience que nous traversons.

POSTURE DE YOGA Le chameau (*ustrasana*) vous permettra d'ouvrir votre cœur, de développer votre confiance face au monde et de dépasser plus rapidement les obstacles en retrouvant la foi.

ACTIVITÉS Écouter de la musique classique et des mantras, faire du bénévolat, passer du temps avec ses proches, pratiquer la cohérence cardiaque.

MANTRA « YAM », à répéter plusieurs fois en méditation.

AFFIRMATION « J'aime inconditionnellement et je suis aimé. »

HUILES ESSENTIELLES Rose de Damas, camomille romaine, petit grain bigarade, néroli, fragonia, bois de rose, marjolaine, achillée, eucalyptus.

CRISTAUX MAJEURS ASSOCIÉS Amazonite, aventurine, calcite verte, chrysocolle, chrysoprase, émeraude, jade, kunzite, lépidolite, malachite, morganite, opale verte, quartz rose, rhodochrosite, rhodonite.

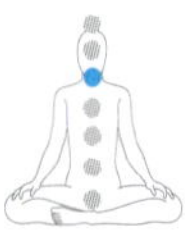

Cinquième chakra, le chakra de la gorge, porte de l'expression Ce chakra concerne la communication avec soi-même, les autres et les plans subtils. Équilibré, il permet d'exprimer nos pensées, de matérialiser notre créativité et ce que nous pensons, d'établir un système de valeurs stables, d'être positif, à l'écoute et de communiquer facilement avec les autres. Déséquilibré, il peut entraîner des difficultés à s'exprimer, à organiser ses pensées, un mutisme, un manque de cohérence dans nos propos ou encore de la négativité.

POSTURE DE YOGA Le lion (*simhasana*) permet de libérer les émotions coincées et l'expression et de stimuler la communication bienveillante.

ACTIVITÉS Pratiquer le chant, le théâtre, l'écriture, la lecture, suivre des thérapies d'échanges.

MANTRA « HAM », à répéter plusieurs fois en méditation.

AFFIRMATION « Je m'exprime avec justesse et légitimité. »

HUILES ESSENTIELLES Sauge, myrte, lemongrass, laurier noble, encens, jasmin, lavande, cyprès, menthe poivrée, eucalyptus

CRISTAUX MAJEURS ASSOCIÉS Aigue-marine, apatite, calcédoine bleue, fluorine, larimar, topaze bleue, turquoise.

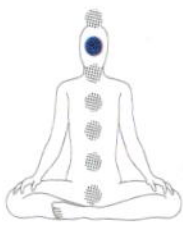

Sixième chakra, le chakra du troisième œil, porte de l'intuition Ce chakra concerne la vision et le développement du 6e sens, notre 3e œil. Équilibré, il permet de développer notre intuition, de méditer plus facilement, de clarifier nos pensées, de comprendre les synchronicités et de faire confiance à la vie. Déséquilibré, il peut entraîner un manque de vision (on ne fait pas de projets pour soi), le sentiment d'être perdu, des doutes récurrents, ou à l'inverse des illusions, un manque de contact avec la réalité ou une forme de supériorité.

POSTURE DE YOGA L'arbre (*vrikshasana*) vous permettra d'aligner votre énergie, de travailler votre concentration et votre discernement, tout en apaisant vos charges mentales.

ACTIVITÉS Pratiquer la méditation, la visualisation, tirer des cartes d'oracles, s'adonner à l'écriture automatique, aux pratiques énergétiques.

MANTRA « OM », à répéter plusieurs fois en méditation.

AFFIRMATION « J'écoute mon intuition car je suis guidé. »

HUILES ESSENTIELLES Aneth, immortelle, patchouli, bois de santal, palmarosa, myrrhe, oliban, basilic sacré, pruche.

CRISTAUX MAJEURS ASSOCIÉS Azurite, howlite, labradorite, lapis-lazuli, moldavite, œil-de-faucon, séraphinite, sodalite, unakite.

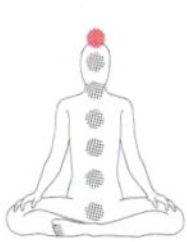

Septième chakra, le chakra couronne, porte de la connexion Ce chakra concerne notre connexion, notre sentiment d'appartenance à quelque chose de plus grand, que certains

appellent le divin ou l'Univers. Équilibré, il renforce l'intuition et la connexion aux plans subtils ainsi qu'un intérêt pour la spiritualité et les lois universelles. Il ne peut pas vraiment être en déséquilibre, mais lorsqu'il n'est pas ouvert, cela démontre une séparation avec les notions spirituelles, un scepticisme et une forme de fermeture mentale face à l'inconnu.

POSTURE DE YOGA Le lotus (*padmasana*) est la posture de méditation de base, elle vous permet d'entrer en profonde connexion avec vous-même, de méditer sur vos ressentis et de vous connecter au divin.

ACTIVITÉS Pratiquer la méditation, les retraites en solitaire, le yoga, les temps de silence.

MANTRA « SOHAM », à répéter plusieurs fois en méditation.

AFFIRMATION « Je suis au service de la lumière. »

HUILES ESSENTIELLES Bois de rose, encens, néroli, lavande, cyprès, vétiver, immortelle, lotus, pruche.

CRISTAUX MAJEURS ASSOCIÉS Améthyste, apophyllite, aragonite, célestite, chalcopyrite, charoïte, sélénite, ulexite.

Apprendre à méditer avec les cristaux

Méditer avec un cristal est le moyen le plus puissant pour ressentir ses énergies et apprendre à développer vos perceptions. Je vous conseille de le pratiquer de façon assidue, plusieurs jours d'affilée, à chaque nouveau cristal qui entre dans votre vie, et de noter vos ressentis au fil de vos expériences. Voici une méthode que j'utilise au quotidien pour vous accompagner si vous êtes débutant.

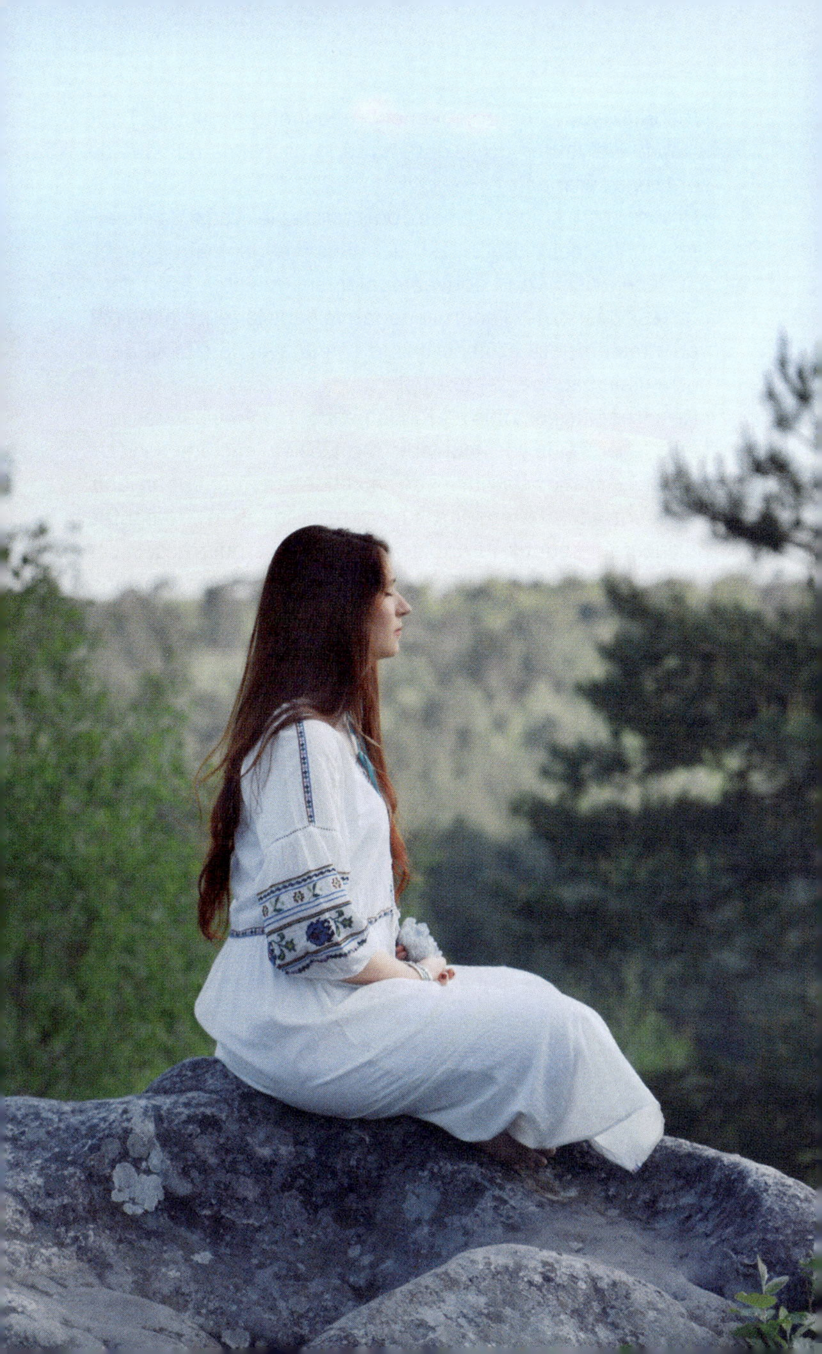

• Installez-vous confortablement, allongé(e) ou assis(e) sur une chaise, le dos droit, dans un endroit calme où vous ne serez pas dérangé(e).
• Prenez votre cristal en main, puis fermez les yeux. Habituellement, la main droite est donneuse et la main gauche est réceptrice. Vous pouvez également méditer avec deux pierres : déchargez l'énergie négative dans la tourmaline par votre main droite et absorbez le calme avec la citrine dans votre main gauche, par exemple.
• Respirez plusieurs fois profondément et longuement, ressentez la légèreté de vos paupières fermées et l'ancrage de votre bassin. Laissez un sentiment de paix et de sérénité vous envahir.
• Concentrez-vous ensuite sur votre respiration : le souffle purificateur et doux qui entre par vos narines, puis ressort par votre bouche en vous déchargeant de toutes vos tensions. Si votre esprit est emporté dans des pensées, ramenez-le à l'instant présent. Afin de faciliter la concentration sur votre souffle, vous pouvez compter un cycle de 21 respirations, et lorsque votre mental s'égare, recommencez.
• Observez vos sensations, émotions et tensions, afin de voir si vous ressentez les énergies spécifiques de votre cristal.
• Revenez petit à petit dans la pièce où vous vous trouvez. Reprenez conscience de votre corps, bougez les orteils, les doigts, bâillez et étirez-vous si vous le souhaitez. Reposez-vous encore quelques instants dans ce temps paisible.
• Lorsque vous êtes prêt(e), ouvrez les yeux, regardez votre cristal quelques instants et remerciez-le pour cette méditation. Conservez ces nouvelles énergies de paix pour votre journée ou nuit à venir. N'hésitez pas à le nettoyer avant sa prochaine utilisation.

Gérer les émotions avec les cristaux et les huiles essentielles en synergie L'olfactologie est une méthode qui utilise les odeurs et l'action vibratoire des plantes pour influencer notre sphère émotionnelle et psychique. De nombreuses recherches ont prouvé que les odeurs ont un impact considérable sur notre comportement, notre corps et notre mental. L'odorat est directement relié au cerveau limbique, siège des émotions, de l'intuition et de la créativité. Il a été prouvé que les odeurs agissent très fortement sur notre façon de percevoir le monde. Je me sers souvent des huiles essentielles pour apaiser mes émotions, relancer mon dynamisme, améliorer ma confiance en moi ou encore lâcher prise. Utiliser les huiles essentielles en synergie avec les cristaux vous permettra d'agir directement sur vos pensées et vos émotions, pour vous accompagner tout au long de votre journée et lors de vos méditations. Reportez-vous aux différents chakras afin d'associer les huiles essentielles à vos cristaux préférés et laissez-vous guider par vos ressentis.

Méditer avec une huile essentielle

- Prenez votre flacon dans une main et votre pierre dans l'autre. Installez-vous confortablement et prenez le temps de vous centrer sur votre respiration.
- Respirez pendant 1 minute au-dessus du flacon (à quelques centimètres en fonction de votre sensibilité), puis prenez 1 minute de pause. Renouvelez l'opération 3 fois.
- Revenez petit à petit dans la pièce où vous vous trouvez. Reprenez conscience de votre corps, bougez les orteils, les doigts, bâillez et étirez-vous si vous le souhaitez. Ouvrez les yeux et refermez soigneusement votre flacon.

Connexion avec les cycles féminins

Les cristaux sont de très bons outils pour apaiser les fluctuations émotionnelles ou les éventuelles douleurs ressenties par les femmes lors de leur cycle menstruel. Une femme n'est pas linéaire mais bien cyclique, et c'est ce qui fait sa force. Chaque mois, son énergie change, le système hormonal fluctue et les vagues de la vie la traversent. Les pierres sont toujours de précieuses alliées lors de mes rituels bien-être ou lorsque je passe des instants difficiles. Mieux vous ressentirez ce qu'il se passe en vous et mieux vous pourrez prendre soin de vous, avec plus de justesse et bienveillance. Un cycle moyen dure 28 jours et se découpe en 4 phases principales.

La phase « sorcière » : pendant les règles (jour 21 à 28 environ) Cette phase est un moment propice au repos, idéale pour être à l'écoute de soi et des besoins de son corps. Ralentir nous permet de nous ressourcer, d'équilibrer notre intuition et nos facultés intellectuelles. En général, nous redoutons cette période car nous nous sentons faibles, alors que c'est un moment de pouvoir personnel et de renaissance, car nous intégrons les changements du cycle précédent. Elle symbolise la fin d'un cycle grâce au nettoyage interne qui s'opère. Notre corps possède moins de force que d'ordinaire, car le processus dans notre utérus mobilise beaucoup d'énergie. Il est nécessaire de se reposer, d'accepter de soutenir nos organes et la régénérescence cellulaire qui est en cours en ralentissant notre rythme. Cette période d'introspection peut être l'occasion de vous laisser emporter dans les rêveries et vos envies profondes. Vous pouvez vous sentir fragile et irritable, avec le besoin d'exprimer vos sentiments et d'être rassurée sur ceux de vos proches.

LES CRISTAUX ALLIÉS POUR CETTE PHASE Amazonite, azurite, calcite orange, célestite, charoïte, cornaline, cristal de roche (quartz blanc), howlite, lapis-lazuli, moldavite, obsidienne noire, onyx, pierre de lune, quartz rutile, sélénite, shungite, sodalite.

La phase « vierge » : après les règles (jour 1 à 7 environ) Cette phase se situe après les règles et avant l'ovulation. C'est une période dynamique, avec un regain de motivation et d'énergie, où nous pouvons mettre en application nos inspirations. C'est une invitation à la liberté, l'indépendance et l'autonomie, où tout est à nouveau possible. Le corps, allégé et détoxifié, est désormais plus souple et solide, il prépare un nouvel ovule et mobilise les cellules des organes afin de relancer le système hormonal. Une nouvelle énergie s'installe et vous donne confiance en vous et en vos capacités. Votre vitalité s'exprime avec joie, vous reprenez contact avec le monde extérieur, afin de créer de nouveaux liens bénéfiques pour votre épanouissement personnel et professionnel. Vos perceptions mentales et intellectuelles sont plus fines, vous avez la capacité d'avoir une vision claire des choses afin de prendre les bonnes décisions.

LES CRISTAUX ALLIÉS POUR CETTE PHASE Aigue-marine, aragonite, aventurine, bois fossile, calcite verte, citrine, fluorine (ou fluorite), grenat, héliotrope (jaspe sanguin), hématite, jade, jaspe rouge, œil-de-faucon, pyrite, pierre de soleil, ulexite.

La phase « déesse » : pendant l'ovulation (jour 8 à 14 environ) Cette phase nous reconnecte avec notre instinct maternel dans son sens le plus large, c'est-à-dire avec la guérisseuse qui se trouve en nous. L'énergie dynamique du cycle précédent est amplifiée, elle rayonne et inonde les autres. Nous avons alors envie de partager notre énergie. C'est une phase qui vous invite à la tendresse et au partage des émotions. Nous sommes davantage connectées à notre intuition émotionnelle, notre féminité et nos perceptions. La phase d'ovulation entraîne un regain de confiance et une ouverture aux autres grâce au pic endocrinien, entraînant la sécrétion d'hormones contribuant au bien-être et au bonheur. La plénitude et l'harmonie ressenties peuvent rayonner autour de vous. Vous avez envie d'offrir, d'aider et d'accompagner vos proches avec joie. Vous pouvez avoir envie de séduire, de vous sentir belle, de porter des vêtements qui vous mettent en valeur et d'affirmer votre pouvoir personnel dans vos projets. La communication et les relations sont favorisées, vous êtes dans la période idéale pour créer de nouveaux liens et renforcer ceux déjà présents dans votre vie.

LES CRISTAUX ALLIÉS POUR CETTE PHASE Agate, améthyste, ambre, apatite, chrysocolle, émeraude, héliodore, kunzite, larimar, larme d'Apache, morganite, opale verte (ou chrysopale), péridot, pierre des fées, quartz rose, rhodochrosite, tectite, topaze bleue, tourmaline noire, zircon.

La phase « enchanteresse » : avant les règles (jour 15 à 20 environ) Cette phase symbolise un retour des énergies en soi. La force et le dynamisme laissent place à la sensibilité, l'empathie et l'intuition. Notre corps ralentit, mais notre esprit, lui, est toujours dans l'action, la réflexion et la création, il continue à tourner à plein régime. Cela peut alors être frustrant et donner naissance au fameux syndrome prémenstruel que nombre d'entre nous connaissent bien : fortes douleurs, émotivité exacerbée, souffrance profonde... La chute hormonale après la période d'ovulation bouleverse parfois les émotions. Vous pouvez vous sentir en difficulté, incapable de les gérer. Accueillez-les plutôt que de les réprimer, et évacuez vos frustrations de façon saine et créative. Le corps se prépare à entrer dans sa phase de nettoyage, il entame déjà un processus pour s'alléger. Rien ne sert donc de lutter, il est plus sage d'accepter ce début de ralentissement et d'en profiter pour revoir vos priorités et mieux écouter vos besoins personnels.

LES CRISTAUX ALLIÉS POUR CETTE PHASE Apophyllite, calcédoine bleue, chalcopyrite, chrysoprase, dioptase, jaspe mokaïte, labradorite, lépidolite, malachite, œil-de-tigre, quartz fumé, quartz tourmaline, rhodonite, septaria, séraphinite, turquoise, unakite (épidote).

Se connecter aux cycles lunaires

Depuis la nuit des temps, les civilisations se connectent aux cycles lunaires pour l'agriculture, la santé, les rituels... La lune a toujours été une guide cyclique, elle influence les marées, les niveaux des lacs et semblerait même agir sur notre système émotionnel. Suivre les lunaisons est une merveilleuse boussole. Ne nagez plus à contre-courant, adaptez vos routines et votre emploi du temps en fonction des différentes énergies. Soyez dynamique dans une phase qui l'est et reposez-vous dans une période plus tranquille, vous optimiserez ainsi votre faculté à vous régénérer ou à vous rebooster. En vous connectant aux cycles lunaires, vous serez également plus connecté(e) à vous-même et serez en mesure de donner une direction ciblée et positive à votre quotidien.

À la nouvelle lune (jour 1) : poser ses intentions Cette phase entame le cycle lunaire, c'est un jour de renouveau. La lune n'est pas visible dans le ciel, car le soleil, de l'autre côté de la Terre, ne l'éclaire pas. Son énergie est basse, c'est donc le moment de se préparer et de se ressourcer. Nous avons le pouvoir de repartir de zéro, avec un potentiel neuf. C'est une période excitante car tout est possible et un peu magique : c'est le moment de poser ses intentions. Profitez du calme et recentrez-vous. C'est un moment d'introspection, car prendre un nouveau départ demande de faire le bilan du cycle précédent et de planifier votre plan d'action pour le cycle à venir.

RITUEL POUR POSER SES INTENTIONS Installez-vous confortablement et prenez un temps pour vous centrer sur votre respiration. Vous pouvez ouvrir votre espace sacré avec de la sauge ou du palo santo, de l'encens ou encore des bougies. Prenez une pierre à laquelle vous vous sentez connecté(e) et fermez les yeux. Prenez quelques minutes pour réfléchir aux intentions que vous aimeriez intégrer pour le mois à venir : manifester l'abondance, vous sentir en sécurité, ouvrir votre cœur ou encore développer votre confiance en vous ? Une fois l'intention définie, vous pouvez l'énoncer à haute voix ou bien l'écrire sur un carnet. Vous pourrez ainsi rester connecté(e) à cette dernière pour le mois à venir et vous la rappeler chaque jour. Remerciez votre pierre et terminez votre rituel.

LES CRISTAUX ALLIÉS POUR CETTE PHASE Amazonite, azurite, calcite orange, célestite, charoïte, cornaline, cristal de roche (quartz blanc), howlite, lapis-lazuli, moldavite, obsidienne noire, onyx, pierre de lune, quartz rutile, sélénite, shungite, sodalite.

À la lune croissante (jour 2 à 13) : se lancer

Seul le côté droit de la lune est éclairé. Pendant cette phase, l'énergie croît de plus en plus. Vous êtes invité(e) à poser les bases, puis à mettre en place des actions qui concrétisent les intentions attachées à la nouvelle lune. Cela vous demandera peut-être de faire face à des challenges et de mettre votre volonté à l'épreuve. Lors de cette phase peuvent se manifester des doutes, il est important de ne pas se laisser envahir et de faire preuve de discernement pour repérer les mauvaises excuses.

RITUEL POUR SE LANCER Installez-vous confortablement et prenez un temps pour vous centrer sur votre respiration. Vous pouvez ouvrir votre espace sacré avec de la sauge ou du palo santo, de l'encens ou encore des bougies. Prenez une pierre à laquelle vous vous sentez connecté(e) et fermez les yeux. Prenez quelques minutes pour sentir quelles sont vos priorités et objectifs. Listez ces derniers sur une feuille, puis établissez un ordre d'importance. Enfin, vous pouvez noter en face de chacun quels sont les moyens que vous pouvez déployer pour atteindre la réussite et rayonner dans votre quotidien. Vous pourrez ainsi passer à l'action et vous le rappeler chaque jour. Remerciez votre pierre et terminez votre rituel.

LES CRISTAUX ALLIÉS POUR CETTE PHASE Aigue-marine, aragonite, aventurine, bois fossile, calcite verte, citrine, fluorine (ou fluorite), grenat, héliotrope (jaspe sanguin), hématite, jade, jaspe rouge, œil-de-faucon, pyrite, pierre de soleil, ulexite.

À la pleine lune (jour 13 à 15) : s'écouter La pleine lune est l'apogée de l'énergie et les émotions peuvent être assez fortes. Notre intuition est à son maximum et notre sensibilité également. Après une phase axée sur les projets et l'action, notre énergie se prépare à se tourner davantage vers nous-même et nos aspirations profondes. Si vous êtes (hyper) sensible ou empathique, vous pouvez vous sentir très affecté(e) par ces énergies, anxieux/anxieuse, stressé(e), émotif/émotive ou encore colérique. Accueillez avec douceur et laissez sortir les émotions pour les traverser plus rapidement et décrypter le besoin qui s'y cache.

RITUEL POUR S'ÉCOUTER Installez-vous confortablement et prenez un temps pour vous centrer sur votre respiration. Vous pouvez ouvrir votre espace sacré avec de la sauge ou du palo santo, de l'encens ou encore des bougies. Prenez une pierre à laquelle vous vous sentez connecté(e) et fermez les yeux. Prenez quelques minutes pour observer quelles émotions et sensations se trouvent en vous : de la joie, de la colère, de la tristesse... Une fois les émotions identifiées, vous pouvez écrire de façon intuitive ce qui vous vient ou encore dessiner librement pour ne pas faire intervenir le mental. Vous pourrez ainsi identifier plus facilement ce qui se joue en vous et comment mieux vous écouter. Remerciez votre pierre et terminez votre rituel.

LES CRISTAUX ALLIÉS POUR CETTE PHASE Agate, améthyste, ambre, apatite, chrysocolle, émeraude, héliodore, kunzite, larimar, larme d'Apache, morganite, opale verte (ou chrysopale), péridot, pierre des fées, quartz rose, rhodochrosite, tectite, topaze bleue, tourmaline noire, zircon.

À la lune décroissante (jour 15 à 28) : faire le bilan et se reposer Le côté gauche de la lune est éclairé. À mi-chemin entre l'intensité de la pleine lune et le renouveau de la nouvelle lune, l'énergie décroît, et il s'agit de faire le bilan. C'est une période d'introspection pour observer le chemin parcouru, se féliciter et noter les enseignements reçus, car chaque expérience vécue, positive ou négative, est bénéfique. Il peut être encore difficile de tourner la page. Pourtant, il est impératif de faire de la place pour la prochaine lunaison afin d'évoluer. Lâcher prise permettra de reprendre des forces avant un nouveau départ.

RITUEL POUR FAIRE LE BILAN ET SE REPOSER Installez-vous confortablement et prenez un temps pour vous centrer sur votre respiration. Vous pouvez ouvrir votre espace sacré avec de la sauge ou du palo santo, de l'encens ou encore des bougies. Prenez une pierre à laquelle vous vous sentez connecté(e) et fermez les yeux. Prenez quelques minutes pour noter les expériences que vous avez traversées ce dernier mois, vos challenges, vos difficultés. Puis, pour chacun d'eux, tentez de noter l'enseignement qui vous a été transmis. Une fois le bilan intégré, profitez-en pour vous féliciter avec un bon bain, un automassage ou encore un soin. Remerciez votre pierre et terminez votre rituel.

LES CRISTAUX ALLIÉS POUR CETTE PHASE Apophyllite, calcédoine bleue, chalcopyrite, chrysoprase, dioptase, jaspe mokaïte, labradorite, lépidolite, malachite, œil-de-tigre, quartz fumé, quartz tourmaline, rhodonite, septaria, séraphinite, turquoise, unakite (épidote).

Les cristaux en harmonie avec les signes astrologiques

En fonction de votre thème astral, les cristaux peuvent soutenir, renforcer ou apaiser certains aspects de votre personnalité. La pierre de naissance viendra soutenir vos qualités principales, la pierre d'équilibre viendra apaiser ses éventuels petits défauts, et le rituel vous permettra de mieux traverser les vagues du quotidien. Vous pouvez prendre comme référence votre signe principal (signe solaire) mais également votre ascendant, car ce dernier influence grandement nos mécanismes de pensées et émotions. Vous pouvez choisir de porter une pierre en bijou, sur vous, dans votre sac ou une poche, lorsque vous sentez qu'elle peut vous être bénéfique.

♈ Bélier : spontané et fougueux

PIERRE DE NAISSANCE Le jaspe rouge vous permettra de booster votre vitalité et vous donnera le courage d'accomplir les tâches quotidiennes. Il vous offrira l'énergie nécessaire pour équilibrer vos élans passionnels tout en favorisant votre succès.
PIERRE D'ÉQUILIBRE Le lapis-lazuli vous rendra plus ouvert(e), tendre, calme, compréhensif/compréhensive et patient(e). Il développera votre intuition afin de ne pas prendre de décisions de manière impulsive, et ainsi développer plus de finesse et de justesse.
PETIT RITUEL Chaque fois que vous vous sentez submergé(e) d'émotions, fermez les yeux, tenez votre pierre dans votre main et comptez jusqu'à 100, sur le rythme de vos respirations. Cela vous permettra de réinstaller le calme en vous.

♉ Taureau : ancré et prudent

PIERRE DE NAISSANCE L'émeraude est symbole de patience, de paix et de sérénité intérieure. Elle facilite l'intégration des émotions, apporte de la sagesse et favorise le discernement. Elle ravive également les passions et stimule la créativité.
PIERRE D'ÉQUILIBRE L'opale verte vous permettra de reprendre contact avec vos émotions en confiance. Elle vous montrera que vous pouvez avoir confiance dans vos capacités et vous mettre en mouvement pour développer tous vos rêves et projets.
PETIT RITUEL Lorsque vous avez besoin de vous recentrer et d'avancer avec plus de sérénité, prenez votre pierre en main et faites la liste de vos priorités en utilisant la matrice d'Eisenhower (elle classe du plus prioritaire au moins prioritaire : ce qui est important et urgent, ce qui est important mais pas urgent, ce qui est urgent mais pas important et peut être délégué, et ce qui n'est ni important ni urgent et peut même être supprimé). Cela vous permettra de savoir ce qu'il est plus important de développer en premier et ce qui est moins urgent.

♊ Gémeaux : sociable et curieux

PIERRE DE NAISSANCE La citrine permettra de favoriser la concentration et de stabiliser le mental pour éviter la dispersion. Elle renforcera vos énergies créatives, joyeuses et chaleureuses. Elle apportera également l'équilibre émotionnel afin de déployer votre confiance en vous et le respect de vos besoins.

PIERRE D'ÉQUILIBRE Le jade vous apportera de la sérénité, de la confiance, le détachement, de la stabilité et un certain équilibre. Il vous permettra de faire face au regard des autres, afin que vous puissiez incarner pleinement votre lumière.

PETIT RITUEL Lorsque vous sentez votre mental agité, prenez votre pierre, fermez les yeux et observez en méditant ce que votre ego projette. Faites le tri entre ce qui est réel et ce que vous imaginez. Vous verrez tout de suite que la seconde catégorie est bien plus présente... Vous apprendrez alors à prendre du recul avec vos pensées.

♋ Cancer : sensible et créatif

PIERRE DE NAISSANCE Cristal aux vibrations maternelles, la pierre de lune incarne votre douceur et votre sensibilité. Elle vous redonnera de l'espoir dans les moments difficiles et permettra de purifier les énergies. Elle développera et équilibrera votre intuition ainsi qu'une vision optimiste de la vie.

PIERRE D'ÉQUILIBRE Le grenat vous rendra plus indépendant(e), ouvert(e), positif/positive, afin de prendre du recul et d'avoir confiance en vous. Il éveillera vos passions et vos désirs pour que vous vous autorisiez à incarner pleinement votre potentiel créatif.

PETIT RITUEL Lorsque vous sentez vos émotions vous submerger, prenez votre cristal, mettez de la musique et dansez de façon intuitive pour libérer ce qui vous pèse. Suivez le flot de vos mouvements sans vous demander si le résultat est beau, simplement en vous laissant aller.

♌ Lion : rayonnant et passionné

PIERRE DE NAISSANCE L'œil-de-tigre vous offrira la détermination nécessaire pour concrétiser vos ambitions et vos projets. Il confère patience et ténacité, favorise la concentration et booste la confiance en soi. Il permet également d'obtenir une vision globale et précise d'une situation.

PIERRE D'ÉQUILIBRE L'améthyste apaisera votre besoin de contrôle et vous rendra plus ouvert(e), humble, calme et bienveillant(e). Elle tempérera vos accès de passions et vous montrera qu'il est possible d'être heureux/heureuse et de se réaliser tout en cultivant le calme intérieur.

PETIT RITUEL Lorsque vous avez besoin de retrouver la sérénité, prenez votre pierre et notez tout ce qui vous passe par la tête, puis observez ce qui vient de votre ego ou mental et ce qui vient de vos véritables désirs, afin de faire le tri dans ce qui est important.

♍ Vierge : structurée et ancrée

PIERRE DE NAISSANCE Symbole de pureté et de moralité, le péridot stimulera votre bon sens et la modération dans les relations. Il vous apportera également la lucidité dans l'organisation et la gestion des tâches quotidiennes.

PIERRE D'ÉQUILIBRE Le quartz rose développera votre douceur, votre amour personnel et votre créativité, il permettra d'augmenter votre confiance en vous. Il favorise la compassion et l'ouverture, pour que vous ne vous cachiez plus derrière une muraille de protection.

PETIT RITUEL Afin d'apporter la douceur dans votre quotidien, prenez votre pierre, envoyez 3 messages bienveillants à vos amis pour leur exprimer votre gratitude et les remercier d'être à vos côtés. Donner vous nourrira tout autant que recevoir.

♎ Balance : harmonieuse et vive

PIERRE DE NAISSANCE Le quartz fumé permettra de calmer vos émotions fortes, il apportera de la lucidité et l'harmonie autour de vous. Il vous aidera à prendre vos responsabilités et à surmonter les difficultés sans vous enfermer dans des pensées négatives.

PIERRE D'ÉQUILIBRE La turquoise favorisera la prise de décisions, vous apportera la sécurité émotionnelle et le calme intérieur, afin d'équilibrer vos changements d'humeur. Vous vous sentirez protégé(e) et oserez davantage aller vers ce qui vous procure de la joie.

PETIT RITUEL Lorsque vous avez besoin de prendre une décision, prenez votre pierre et mettez-vous debout. Déterminez votre « oui » et votre « non » en observant si votre corps penche en avant ou arrière, puis posez votre question et observez la réponse de votre pendule intérieur.

♏ Scorpion : intuitif et profond

PIERRE DE NAISSANCE Révélatrice de vérités, l'obsidienne vous permettra de développer vos perceptions sensibles. Elle favorisera les déblocages émotionnels afin d'équilibrer obscurité et lumière. Elle vous permettra également d'être plus ancré(e) et moins perméable aux émotions des autres.

PIERRE D'ÉQUILIBRE L'aigue-marine vous offrira une forme d'équilibre, développera votre intuition et votre optimiste. Elle libérera votre créativité afin que vous puissiez exprimer vos émotions et transmettre ce que vous expérimentez.

PETIT RITUEL Lorsque vous traversez un moment difficile, prenez votre cristal et une feuille de papier, puis écrivez tous les conseils qui vous viennent en tête, comme si vous parliez à un(e) ami(e). Cela vous permet de prendre du recul et d'adopter un regard extérieur à votre situation.

♐ Sagittaire : aventurier et charismatique

PIERRE DE NAISSANCE La turquoise perfectionnera votre éloquence et favorisera votre sens de la repartie. Elle équilibrera les changements d'humeur et développera la sérénité. Elle vous aidera également à valoriser vos talents et à vous sentir à votre place.

PIERRE D'ÉQUILIBRE Le jaspe rouge vous permettra de développer vos projets et d'avoir confiance en vos capacités. Il vous redonnera foi en vos rêves, afin que vous utilisiez vos aspirations et votre joie comme moteur au quotidien.

PETIT RITUEL Lorsque vous sentez votre énergie partir dans tous les sens, prenez votre pierre et sortez au contact de la nature. Observez ses cycles, son rythme et sa sagesse à travers tout ce que vous voyez, pour retrouver votre ancrage naturel.

♑ Capricorne : loyal et engagé

PIERRE DE NAISSANCE L'onyx vous permettra de vous sentir plus stable. Il renforcera l'estime, la confiance et le contrôle de vous-même. Il stabilisera les caractères inconstants, afin d'affronter les bouleversements de la vie et offrira une juste analyse des événements.

PIERRE D'ÉQUILIBRE La sélénite développera la confiance dans votre cœur, l'ouverture aux autres, la concentration, la clarté d'esprit et le discernement face aux difficultés. Elle vous rendra plus sage et doux/douce dans les moments de frustration.

PETIT RITUEL Lorsque vous sentez la frustration en vous, prenez votre pierre et passez du temps seul(e) à faire des choses qui vous font du bien. Prenez un bain, chantez, tirez des cartes, dansez, regardez un bon film... Apprenez à faire une coupure pour vous ressourcer.

♒ Verseau : idéaliste et connecté

PIERRE DE NAISSANCE Le lapis-lazuli vous permettra de stimuler votre intelligence, la finesse de votre esprit et votre créativité. Il vous offrira des capacités de communication avec les autres et développera votre intuition naturelle afin de mieux comprendre le monde qui vous entoure.

PIERRE D'ÉQUILIBRE La cornaline développera l'optimisme, la joie, la confiance et l'ancrage pour les personnes distraites. Elle vous permettra d'accueillir la bienveillance pour vous connecter émotionnellement aux autres et ne pas rester constamment dans votre tête.

PETIT RITUEL Lorsque vous vous sentez perdu(e), prenez votre pierre en main, fermez les yeux et observez ce que vous ressentez dans votre cœur. Essayez d'identifier le ou les besoins présents derrière vos émotions et de voir comment vous pouvez y répondre.

♓ Poissons : rêveur et empathique

PIERRE DE NAISSANCE L'améthyste permettra de vous connecter à vos rêves et à vos intuitions. Elle favorisera la maîtrise de vos émotions, le courage et la concentration. Elle stimulera également la clarté d'esprit, la créativité ainsi que l'imagination.

PIERRE D'ÉQUILIBRE La tourmaline équilibrera votre empathie émotionnelle, afin de faire de vous une personne plus ancrée, en confiance, stable et dynamique. Elle apaisera vos rêveries lorsque vous êtes trop dans la lune et que vous avez besoin de retrouver votre alignement.

PETIT RITUEL Lorsque vous avez besoin de retrouver votre ancrage, prenez votre pierre en main, fermez les yeux et visualisez de profondes racines qui partent de vos pieds ou de votre bassin, jusque dans le centre de la Terre. Ressentez le poids de votre corps bien ancré et créez une bulle de protection autour de vous.

Trouver son cristal de chemin de vie

Utilisée depuis des millénaires en Égypte, Chine, Grèce antique ou encore en Inde, la numérologie est aussi ancienne que l'écriture. Ses sources les plus lointaines pourraient remonter à la Kabbale hébraïque (tradition ésotérique du judaïsme, présentée comme la Loi orale et secrète donnée par Dieu à Moïse sur le mont Sinaï) mais également plus tard à l'époque du mathématicien grec Pythagore.

La numérologie attribue à chaque formule mathématique, à partir de nos dates et lettres de nos noms et prénoms, des symboliques permettant de déterminer des influences qui agissent sur notre existence. C'est un super outil pour apprendre à se connaître davantage, identifier les obstacles qui se dressent sur notre chemin. On les aborde plus sereinement lorsqu'on comprend pourquoi certains de nos schémas se sont dessinés dans notre vie.

Le chemin de vie représente l'itinéraire qui vous a été attribué à votre naissance, lorsque vous vous êtes incarné(e) dans ce corps et à cette date précise. Votre libre arbitre vous laisse bien évidemment le choix d'emprunter ce chemin à votre manière. Le nombre qui caractérise votre chemin de vie indique la destination générale qui est la vôtre, qui s'avérera plus ou moins difficile en fonction de votre karma et de la manière dont vous choisissez d'intégrer vos expériences. Utiliser les cristaux en lien avec votre chemin de vie permettra de révéler vos forces et d'affronter vos défis de vie.

Pour le calculer, c'est très simple : jour de naissance + mois de naissance + année de naissance. Prenons mon exemple :

23 (jour) + 10 (mois) + 1989 (année) = 2022 soit 2 + 2 + 2 = 6.

Mon chemin de vie est donc le 6.

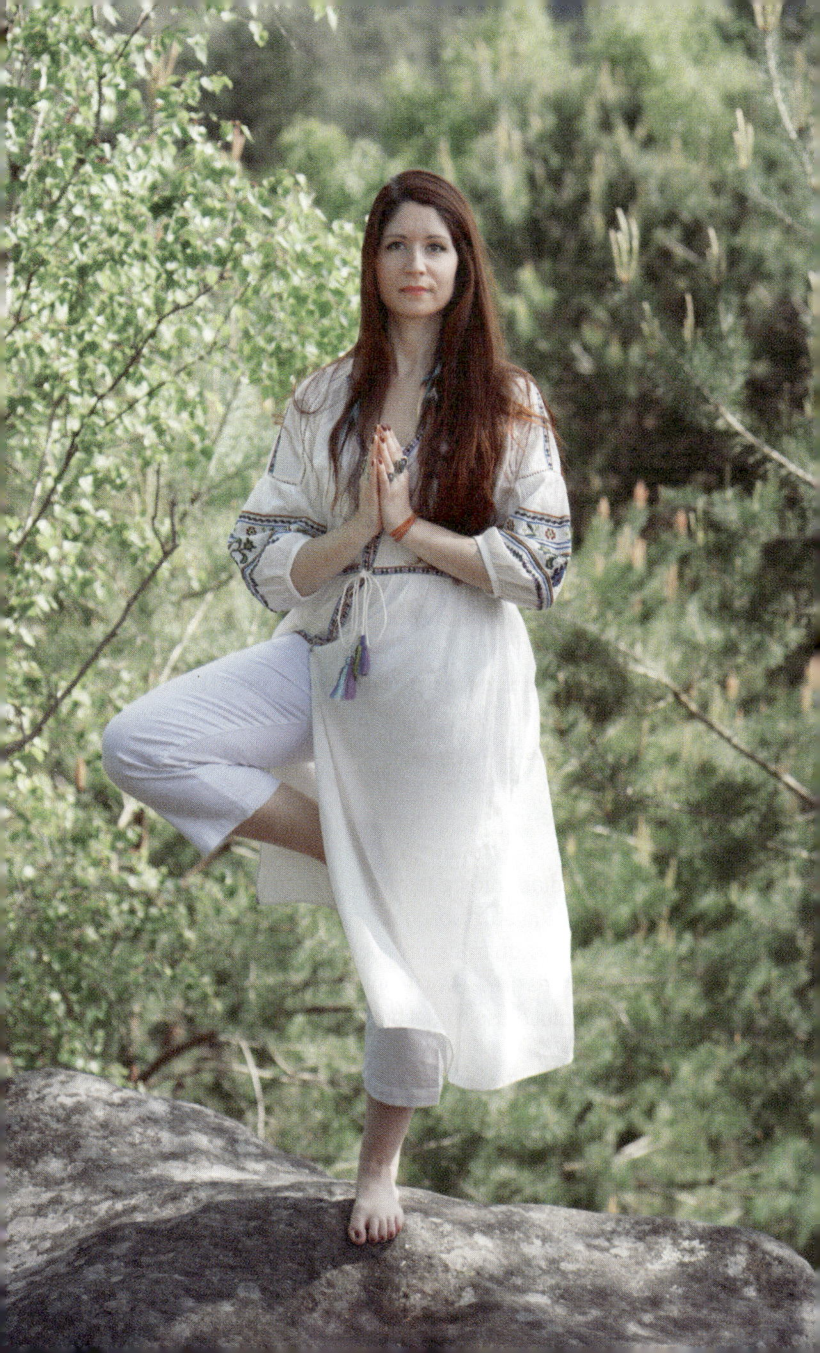

Chemin de vie 1 : Créativité et confiance Vous êtes fait pour l'action et les accomplissements individuels. Il sera important pour vous d'avoir de l'autorité et de la détermination. Ce chemin invite à se mettre en valeur et à avoir un sens du leadership. Vous aurez certainement à diriger le navire contre vents et marées et à motiver les troupes en les attirant dans votre sillage. Un chemin riche en rebondissements. Vous pourrez dépasser les obstacles et démontrer votre adresse, votre rapidité d'action et de réaction. Vous êtes un(e) battant(e), fier/fière et généreux/généreuse, passionné(e) et persévérant(e) qui communique ses élans puissants. Vous avez les facultés de réveiller ceux qui traînent ou hésitent derrière vous.
VOTRE CHALLENGE Travailler sur l'insécurité et la peur.
VOTRE CRISTAL L'aventurine vous permettra d'avoir confiance en vous et de faire face aux doutes lorsqu'ils se présentent.

Chemin de vie 2 : Coopération et équilibre Avec ce chemin, vous recherchez les associations, l'harmonie et la tendresse. Il sera nécessaire de travailler et de créer, en collaboration avec d'autres. Parfois conciliateur/conciliatrice ou intermédiaire, vous êtes quelqu'un à qui on fait facilement des confidences. Un parcours où les contacts humains jouent un rôle primordial, comme la recherche de l'âme sœur ou du couple idéal. Vous aurez probablement tendance à subir les événements plus qu'à les provoquer et les maîtriser, mais cela n'est pas très grave. Votre univers sensible et émotionnel pourra se déployer sous de bons boucliers protecteurs et rassurants.
VOTRE CHALLENGE Travailler sur la dépendance affective et le ressentiment.
VOTRE CRISTAL La labradorite vous permettra de développer vos facultés d'empathie tout en conservant votre espace intime et d'utiliser vos facultés d'adaptation à bon escient.

Chemin de vie 3 : Expression et sensibilité L'expression personnelle et la communication tiennent une grande place dans votre vie, où le paysage est agréable à contempler. Votre destin est placé sous le signe de la chance, de l'intelligence et du talent, avec tout de même une part de travail à faire sur vous-même pour trouver la juste mesure face aux autres et bien réagir. Vous pourrez puiser dans vos dons personnels pour vous faire reconnaître socialement. Votre entourage vous apprécie pour votre gentillesse, votre joie de vivre, votre optimisme, et votre charme personnel est reconnu de tous. Vivre près de vous est très agréable, à condition toutefois de ne pas entrer en concurrence avec vous et risquer d'entrer avec vous dans la lumière.

VOTRE CHALLENGE Travailler sur la tristesse et la manipulation.

VOTRE CRISTAL L'amazonite vous permettra de communiquer avec plus d'authenticité, d'incarner votre rayonnement et de dissoudre les barrières ou masques de protection.

Chemin de vie 4 : Stabilité et méthode La recherche de la sécurité tient une grande place dans votre vie. Souvent, c'est la destinée de ceux qui organisent avec précision et sobriété les moindres moments de leur existence et gravissent lentement mais sûrement la montagne. Il est probable que vous recherchiez une vie régulière, une existence jalonnée de constructions stables, réalisées pas à pas et obtenues à la sueur de votre front. Vous êtes honnête et dévoué(e) et parfois considéré(e) comme la clé de voûte de votre communauté. Avec votre côté méthodique et minutieux, il vous faut du temps pour accorder votre confiance. Pour vous, amour rime avec stabilité, logique et choix pratiques. Prenez garde de ne pas vous retrouver prisonnier/prisonnière de vos occupations matérielles, apprenez à lâcher prise et à ne pas être pessimiste.

VOTRE CHALLENGE Travailler sur l'instabilité et l'indécision.

VOTRE CRISTAL La fluorine vous permettra de faire confiance aux changements et de lâcher prise, afin de pouvoir avancer de façon plus sereine, même dans des situations instables.

Chemin de vie 5 : Liberté et discipline Votre itinéraire est riche en mouvements et changements. C'est la destinée de ceux qui savent défendre leur liberté personnelle et qui, face aux événements de leur vie, ont la mobilité et l'indépendance nécessaires pour s'adapter. C'est quitte ou double : soit vous y parvenez, soit vous risquez d'être frustré(e) dans votre vie... Il faudra apprendre la modération pour éviter quelques accidents que votre audace et votre goût du risque pourraient vous faire courir. Vous laissez peu de place à l'oisiveté et à l'ennui et pouvez avoir des difficultés à vous astreindre à un travail régulier, demandant ponctualité et rigueur. Vous adorez commencer des activités nouvelles, mais vous pourriez avoir du mal à les mener jusqu'au bout. Vous vous lassez très vite des choses... et des gens. Essayez de ne pas trop céder à vos élans passionnels et à l'impulsivité.
VOTRE CHALLENGE Travailler sur l'autosabotage et la dépendance.
VOTRE CRISTAL Le grenat viendra soutenir vos passions afin que vous osiez suivre vos envies sans culpabiliser et vous offrira un ancrage lorsque vous avez la sensation que vous partez dans tous les sens.

Chemin de vie 6 : Vision et acceptation Votre chemin sera jalonné de responsabilités, car vous recherchez constamment la conciliation et la sécurité. C'est souvent le destin de ceux qui ont une position importante sur le plan social ou familial. Choisissez donc bien les orientations principales de votre vie et votre environnement relationnel. L'amour, la beauté et le sens du service sont vos points de repère. Votre besoin d'aider les autres, votre aspiration au couple idéal et votre recherche du confort seront essentiels pour vous. Vous avez l'intuition de la parole juste. Très ouvert(e), vous vous dévouez corps et âme aux autres, parfois même à votre détriment. Attention à ne pas trop prendre les choses à cœur dans des domaines où cela n'est pas nécessaire, comme le travail. Votre recherche d'harmonie pourrait vous rendre très dur envers les autres et vous-même, alors essayez de dédramatiser.

VOTRE CHALLENGE Travailler sur la frustration et la critique.

VOTRE CRISTAL Le quartz rose vous apportera l'amour de vous-même et des autres, afin que vous puissiez ouvrir votre cœur pour offrir votre beauté, votre compassion et votre soutien au monde.

Chemin de vie 7 : Foi et ouverture C'est l'itinéraire des solitaires à la vie intérieure riche, dirigée vers la difficile recherche scientifique ou spirituelle. Voie de la connaissance et de la sagesse, c'est un chemin qui apporte de profondes satisfactions mais qui est très exigeant, puisque c'est un outil vibratoire conduisant vers la perfection. Il vous sera nécessaire de développer vos capacités mentales et votre ouverture au monde. Vous êtes un(e) solitaire par nécessité dans votre démarche indépendante et originale. Vous savez être ingénieux/ingénieuse et vous fixer des objectifs clairs et précis. Apprenez à vous ouvrir un petit peu plus aux autres, qui pourraient parfois avoir du mal à vous décoder et être déroutés.

VOTRE CHALLENGE Travailler sur la crainte et l'isolement.

VOTRE CRISTAL Le chrysocolle vous aidera à dépasser la crainte des autres et vous invitera à exprimer vos émotions. Il vous permettra de comprendre que vous n'êtes pas seul(e) à traverser vos expériences de vie.

Chemin de vie 8 : Abondance et pouvoir Correspondant aux choses de la vie matérielle, à l'argent et au pouvoir, c'est l'itinéraire des réalisations ambitieuses, de la recherche de l'équilibre et de la justice. Il vous faudra développer votre combativité, votre témérité et votre dynamisme, sans pour autant brûler les étapes en voulant prouver votre bravoure. L'argent et les gains financiers sont inhérents à ce chemin matériel, mais attention à rester dans un certain équilibre. Vous donnez toujours l'impression d'être plus expérimenté(e) que les autres et ne prenez pas toujours le temps d'écouter les conseils et les opinions. Loyal(e) et franc(he), votre carapace peut aussi cacher la peur de ne pas être aimé(e). Apprenez à ne pas toujours dominer.

VOTRE CHALLENGE Travailler sur le déni et l'opportunisme.

VOTRE CRISTAL La pyrite vous apportera l'abondance dont vous avez besoin dans le monde matériel et vous permettra de développer vos projets avec curiosité et créativité.

Chemin de vie 9 : Intégrité et sagesse À travers de vastes perspectives d'idéal, de connaissances globales et d'amour universel, c'est l'itinéraire des grands sages. Développer la prudence et la prise de recul sera important, car vous ferez face à des événements aux répercussions très profondes. Vous serez impliqué(e) dans de grandes causes humanitaires ou dans des collectivités. Votre sagesse fait de vous un être intelligent et compréhensif, mais peut aussi entraîner une certaine nervosité préjudiciable à cette sérénité intérieure que vous souhaitez tant cultiver. Apprenez à contrôler la marée de vos émotions et gardez votre monde intérieur en équilibre, sinon vous risquez de devenir intolérant(e) et exalté(e) à la moindre tempête perturbant votre amour-propre et vos idéaux.

VOTRE CHALLENGE Travailler sur l'hypocrisie et la naïveté.

VOTRE CRISTAL L'améthyste vous permettra de développer votre sagesse naturelle tout en apaisant l'angoisse de ne pas être à la hauteur. Elle vous permettra de voir le monde avec clarté et discernement.

Chemin de vie 11 : Dons intérieurs En connexion directe avec l'univers, c'est également l'itinéraire de ceux qui possèdent un grand idéalisme et ont une intuition très fine, alliée à une intelligence supérieure et une forte inspiration. Vous devrez transmettre cette richesse intérieure et vos découvertes personnelles avec courage et indépendance. Considéré(e) comme une ancienne âme ayant acquis une certaine sagesse, vous vous sentez des devoirs envers votre communauté, et parfois même envers l'humanité. Votre esprit de synthèse vous permet d'approfondir vos idées grâce à votre implication et à votre recherche quotidienne de vérité. Votre monde intérieur, riche en élans poétiques, permet souvent l'éclosion de dons intuitifs et créatifs puissants. Attention à ne pas vous laisser déborder par vos émotions et vos idéaux.

VOTRE CHALLENGE Travailler sur l'hypersensibilité et l'extrémisme.

VOTRE CRISTAL La citrine vous permettra d'oser vous lancer dans de grands projets tout en conservant le calme dont vous avez besoin, elle apaisera votre stress et stimulera votre confiance.

Mes 70 cristaux essentiels

Le monde des cristaux est vaste, il est impossible de connaître toutes leurs propriétés en un clin d'œil. Il est important d'aller à leur rencontre à son rythme, au fil de ses expériences et besoins, afin que chaque connexion soit un instant privilégié. Vous trouverez ici mes 70 pierres favorites. Leurs propriétés, leurs bienfaits, mais aussi leurs caractéristiques techniques sont détaillées pour vous guider à l'achat, dans leur entretien et leur utilisation. La provenance, le prix par exemple sont de bons indices pour obtenir des pierres éthiques et de qualité. Connaître les chakras associés à chaque cristal est la clé pour comprendre les propriétés des pierres, à quels niveaux elles agissent et comment vous en servir dans une démarche holistique. La symbolique de l'oracle vous permettra une utilisation supplémentaire : au quotidien, piochez une pierre pour recevoir son message. Pour chacune des pierres, un rituel est proposé afin de mettre en pratique leurs énergies. Je vous invite à aller à leur rencontre le cœur ouvert et la curiosité à l'œuvre. Accueillez avec simplicité et authenticité le mystère que portent les cristaux depuis la nuit des temps.

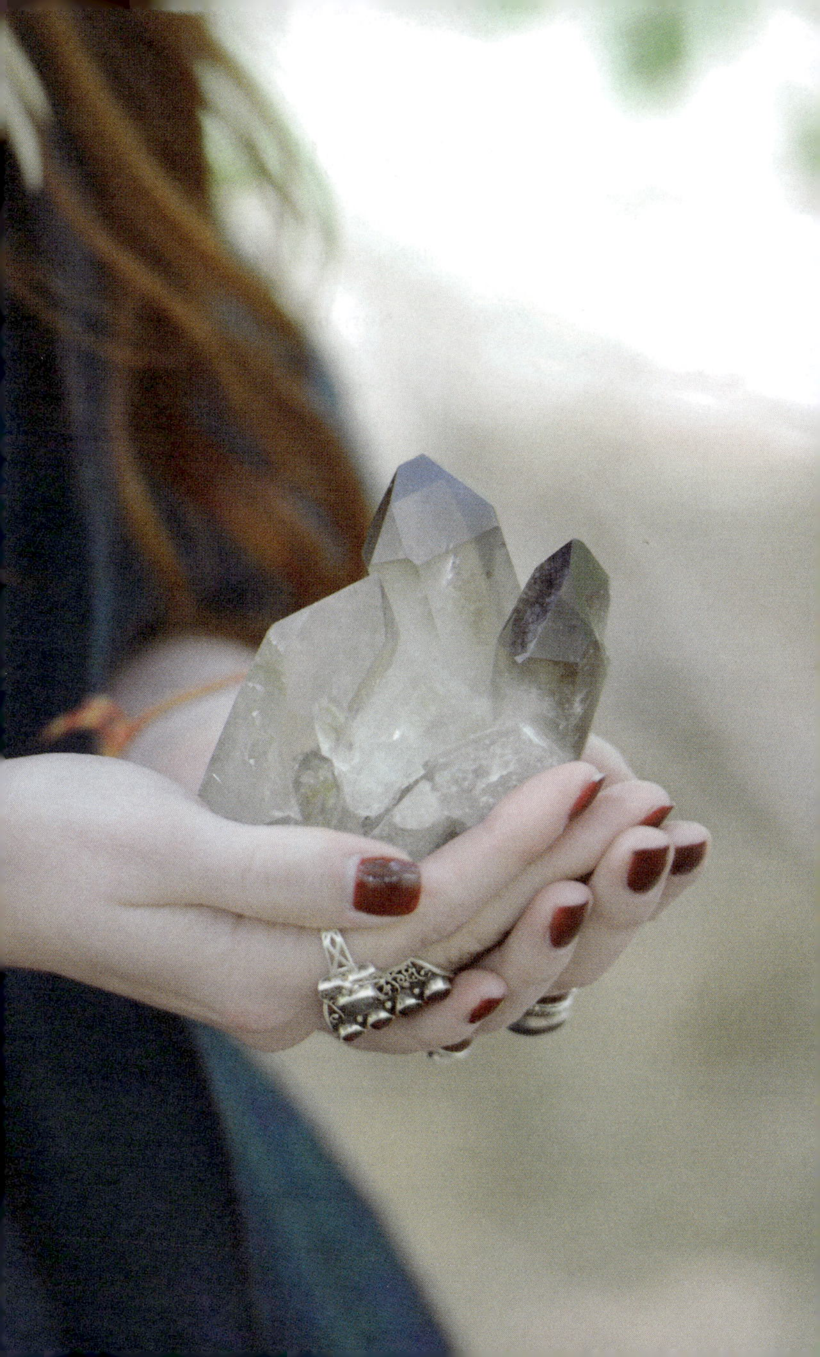

Agate, la guide

En fonction de nos besoins, ses couleurs et bénéfices changent... J'aime ses multiples personnalités.

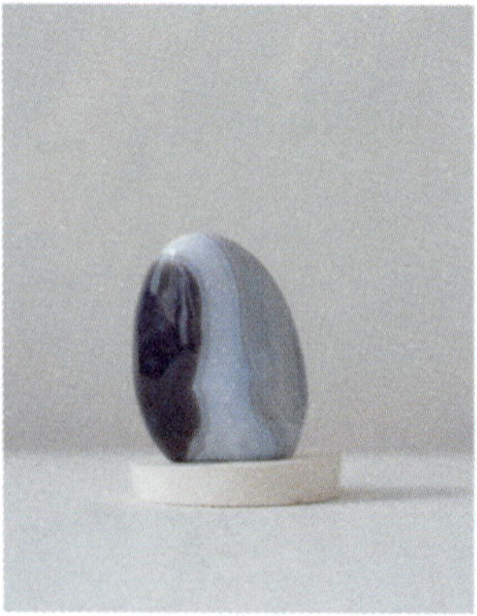

Son message Symbole de vérité, protection et équilibre, l'agate vous rassure lorsque vos émotions vous submergent. Grâce à elle, vous trouvez votre juste place, l'équilibre entre vos parts masculine et féminine, pour incarner pleinement qui vous êtes. Elle vous invite à la douceur lorsque la frustration vous submerge, mais elle vous donne également de la force lorsque vous baissez les bras, vous insufflant ainsi le courage d'ouvrir de nouveaux chapitres de votre vie. Grâce à elle, vous comprenez mieux vos épreuves de vie, vous les transmutez en nouvelle sagesse et irez vers de nouveaux horizons.

ELLE EST POUR VOUS SI... Vous voulez être pleinement qui vous êtes ~ Vous souhaitez dépasser la colère et la frustration ~ Vous désirez retrouver votre équilibre intérieur.

RITUEL POUR RETROUVER VOTRE ÉQUILIBRE INTÉRIEUR Pratiquez la respiration alternée : installez-vous en lotus ou sur une chaise, votre pierre sur vos genoux ou votre ventre, dans un espace calme et confortable. Prenez le temps de poser votre intention (retrouver la paix, par exemple) en vous reliant à votre cristal. Fermez les yeux et respirez profondément 3 fois. Placez l'index et le majeur de votre main droite sur votre front, votre annulaire près de la narine droite et le pouce près de la narine gauche. Inspirez, narine droite bouchée, puis inversez et soufflez, narine gauche bouchée. Inspirez, narine gauche bouchée, et inversement pour l'expiration. Faites cela 8 à 16 fois selon vos capacités, et jusqu'à 3 cycles de suite. Puis restez quelques instants dans le calme, remerciez la pierre, rappelez-vous votre intention et terminez votre rituel.

QUAND L'UTILISER ? Lorsque vous devez apaiser votre mental, posez-la sur votre front ~ Lorsque vous voulez résoudre des conflits à la maison, placez-la sur la table de nuit ~ Lorsque vous avez un projet ou une présentation importante, prenez-la dans vos mains au bureau.

MOTS-CLÉS Protection, équilibre, connexion

COULEUR Nombreuses couleurs possibles

CHAKRA Correspond à tous

ÉQUILIBRE LES SIGNES Tous

PURIFICATION Eau ou fumigation

PROVENANCE États-Unis, Inde, Maroc, Brésil, Afrique, France

PRIX Moyen

SYMBOLIQUE ORACLE

« Il est temps de reconnaître vos véritables envies et de retrouver l'équilibre. »

ELLE AIDE POUR... Les troubles intestinaux. La mauvaise circulation et les varices. Les problèmes de vue.

Aigue-marine, l'oratrice

C'est ma pierre de naissance, elle correspond à mon chemin de vie, un chemin de transmission. Je la porte en collier lorsque je dois faire des conférences, cela m'aide à mieux m'exprimer.

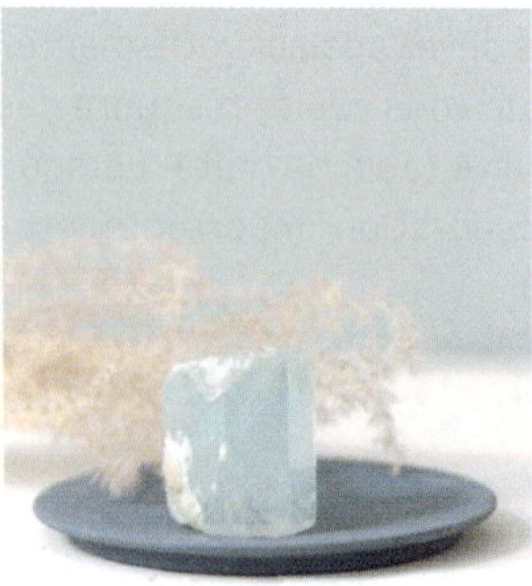

Son message Pierre des enseignants et des marins, fille des océans et des rivières, l'aigue-marine vous accompagne lorsque vous n'arrivez pas à exprimer vos émotions et vos besoins, lorsque les énergies se bloquent dans votre gorge. Elle vous rassure et vous aide à prendre vos responsabilités et transmettre vos expériences avec davantage de sagesse. Elle vous accompagne dans votre évolution spirituelle et émotionnelle, pour que vous soyez le seul maître à bord de votre navire. Elle peut vous rafraîchir les idées lorsque tout semble embrumé.

ELLE EST POUR VOUS SI... Vous devez vous exprimer en public ~ Vous avez besoin de poser vos limites en douceur ~ Vous avez besoin de retrouver le calme en vous lors d'une période d'intense activité.

SOINS MÉDECINE POUR VOUS LIBÉRER Au réveil ou avant le coucher, placez-vous devant un miroir avec la pierre. Répétez votre prénom à haute voix 10 fois de suite en vous regardant dans les yeux. Puis chantez avec toute votre puissance, depuis le ventre, les sons « A », « O », « OU », « É » et « I »,

10 fois chacun. Ces sons mères vont débloquer les émotions et énergies qui stagnent en vous et qui ont besoin d'être libérés. Pratiquez aussi longtemps que vous le souhaitez. Entre chaque son, fermez les yeux et observez votre état intérieur car chacun travaille sur des fréquences et énergies différentes. Enfin, prenez le temps de savourer votre sérénité, remerciez la pierre et conservez-la sur vous quelques heures. Chaque fois qu'une émotion vous traversera les jours suivants, vous pourrez effectuer l'un de ces sons.

QUAND L'UTILISER ? Lorsque vous avez besoin de clarté la veille d'un rendez-vous important, placez-la sous l'oreiller ~ Lorsque vous partez en voyage, conservez-la dans votre sac ~ Lors des repas de famille houleux, conservez-la à proximité.

MOTS-CLÉS Fraîcheur, clarté, expression

COULEUR Bleu clair presque blanc

CHAKRA Correspond au 5e

ÉQUILIBRE LES SIGNES Bélier, Gémeaux, Scorpion, Capricorne, Taureau

PURIFICATION Eau ou fumigation

PROVENANCE Afghanistan, Brésil, Sibérie, Pakistan, Madagascar

PRIX Élevé

SYMBOLIQUE ORACLE

« La communication est la clé, ce n'est pas le moment de vous renfermer. »

ELLE AIDE POUR… Les douleurs dentaires. Les maux de gorge. Les problèmes de circulation des liquides (lymphe, sang) dans le corps et la rétention d'eau.

Amazonite, la confiante

Lorsque je me connecte à elle, je ressens tout de suite que je peux lâcher mes résistances et ouvrir mon cœur.

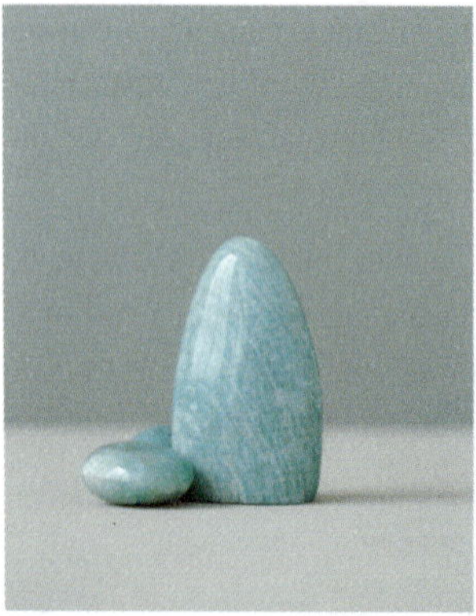

Son message Passerelle entre les univers, l'amazonite vous accompagne pour explorer vos mondes intérieurs. Elle soutient les êtres hypersensibles face aux pollutions électromagnétiques et aux émotions parasites. Elle vous invite à libérer les émotions retenues, à faire tomber masques et barrières, pour retrouver liberté et fluidité. Elle permet de sortir de l'inquiétude et des peurs infondées pour s'élancer sur votre chemin lumineux. Elle offre également les dons de communication juste et de création subtile, utiles pour manifester l'amour inconditionnel dans votre cœur et l'utiliser comme source de toutes vos aspirations.

ELLE EST POUR VOUS SI... Vous voulez baisser vos barrières et vous ouvrir aux autres ~ Vous voulez vous autoriser à exprimer vos émotions ~ Vous cherchez à apaiser vos angoisses.

RITUEL D'OUVERTURE DU CŒUR Installez-vous confortablement au calme avec votre pierre et de quoi écrire. Prenez de profondes inspirations pour vous centrer et fermez les yeux quelques instants. Imaginez-vous enfant, peu importe l'âge. Observez l'environnement dans lequel vous vous trouvez. Rappelez-vous votre état émotionnel de l'époque, ce que vous faisiez. Une fois le souvenir exploré, ouvrez les yeux et écrivez à cet enfant. Dites-lui que vous le comprenez. Vous savez qu'il est là, en vous. Écrivez tout ce qui vous vient. Puis relisez cette lettre à haute voix. Conservez-la précieusement, remerciez votre cristal et gardez-le avec vous. Ce rituel vous permettra d'identifier certaines émotions bloquées ou peurs inconscientes de l'enfance. Une fois libérée, l'émotion s'en va.

QUAND L'UTILISER ? Lorsque vous souhaitez amplifier le pouvoir d'une affirmation, prenez-la dans vos mains ~ Lorsque vous en avez gros sur le cœur, emportez-la dans votre sac ~ Lorsque vous passez du temps avec des enfants, portez-la sur vous afin d'établir une connexion plus pure avec eux.

MOTS-CLÉS Ouverture, clarté, communication

COULEUR Turquoise pâle à vert intense, avec de légères stries

CHAKRA Correspond aux 4e et 5e

ÉQUILIBRE LES SIGNES Vierge, Taureau, Bélier, Poissons

PURIFICATION Eau ou fumigation

PROVENANCE États-Unis, Russie, Canada, Brésil, Inde, Namibie, Autriche

PRIX Moyen

SYMBOLIQUE ORACLE
« Baissez la garde et retrouvez l'enfant qui sommeille en vous. »

ELLE AIDE POUR... Les problèmes de cœur. Le système nerveux fragile, notamment en cas de surmenage.

Ambre, la vitalisante

C'est une des premières pierres que l'on m'a offertes lorsque j'étais petite. Elle aiderait les bébés lors de la pousse des dents.

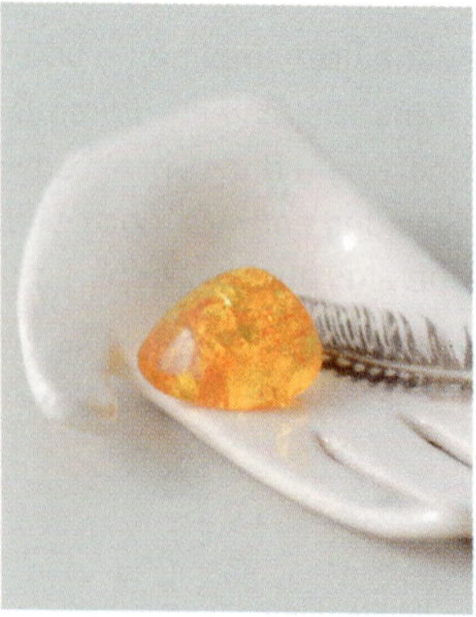

Son message L'ambre, symbole d'énergie vitale, semblable aux rayons du soleil, est vénéré en Chine, où l'on dit qu'il renferme les âmes de tigres. Il relance l'énergie vitale pour accompagner la guérison de vos blessures physiques et symboliques. Lorsque vous vous sentez submergé(e) par le stress, il apaise votre système nerveux et clarifie votre mental afin de vous permettre de retrouver une forme de sérénité. Pierre de prospérité, elle vous invite à vous ouvrir au monde et à ses cadeaux, à déployer la générosité et l'altruisme dans votre cœur et à prendre confiance en vos capacités relationnelles. Elle nous rappelle qu'après la tempête, l'arc-en-ciel n'est jamais très loin.

ELLE EST POUR VOUS SI... Vous souhaitez développer votre altruisme ~ Vous sortez d'une période de maladie et blessures ~ Vous voulez retrouver confiance en votre corps.

RITUEL POUR FAIRE CIRCULER L'ÉNERGIE Pratiquez un massage dynamisant. Afin de relancer le système nerveux et faire circuler l'énergie positive dans tout votre corps, demandez à un(e) ami(e) de vous passer avec douceur une pierre d'ambre des pieds à la tête en passant par la colonne vertébrale. Vous pouvez remplacer le soin par un automassage dynamisant de vos jambes et bras avec une huile végétale associée à l'huile essentielle de citron ou de mandarine, infusée avec la pierre d'ambre (ne pas s'exposer au soleil durant les heures suivantes car ces huiles rendent photosensible). Ce rituel permettra de réveiller votre motivation et votre dynamisme. Enfin, remerciez le cristal, nettoyez-le et conservez la pierre près de votre abdomen, dans une poche ou en pendentif.

QUAND L'UTILISER ? Lorsque vous sortez d'une maladie, placez-la sous l'oreiller ~ Lorsque vous souhaitez pacifier les relations au bureau, portez-la sur vous ~ Lorsque votre bébé fait ses premières dents, placez-la dans son berceau.

MOTS-CLÉS Protection, prospérité, guérison

COULEUR Orange transparent

CHAKRA Correspond aux 2ᵉ et 3ᵉ

ÉQUILIBRE LES SIGNES Gémeaux, Balance, Vierge, Poissons

PURIFICATION Eau ou fumigation

PROVENANCE Pologne, Lituanie, Lettonie

PRIX Faible

SYMBOLIQUE ORACLE
« Vous êtes protégé(e), cessez de vous faire du souci. »

ELLE AIDE POUR... Les douleurs au niveau des reins ou de la vessie. L'acné. Elle aide la détoxification et la guérison à la suite d'opérations ou de blessures.

Améthyste, la sage

C'est une des premières pierres que j'ai achetées, elle m'apaise chez moi. J'en ai placé un peu partout dans mon appartement, je la trouve très esthétique.

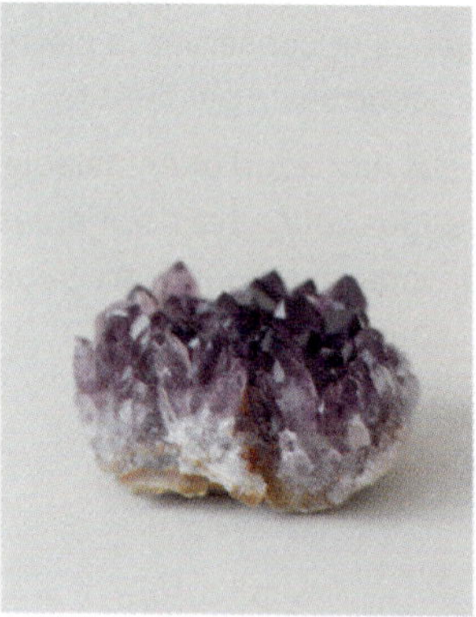

Son message Soyez tranquille, l'améthyste vous prend dans ses bras lorsque vous vous sentez dépassé(e), que vous n'arrivez pas à tout gérer de front et que vous avez besoin de respirer. Elle vous aide à mieux contrôler vos émotions et vous rassure. Elle calme votre esprit et les pensées qui tourbillonnent, elle apaise vos angoisses lorsque vous imaginez des scénarios catastrophe. Elle vous reconnecte à votre cœur, cet espace toujours calme et tranquille, pour votre plus grand bénéfice. Elle vous accompagne aussi lors de vos méditations et pratiques spirituelles, vous aide à vous plonger dans votre temple intérieur, à la découverte de votre lumière.

ELLE EST POUR VOUS SI... Vous êtes dans une période d'activité mentale intense ~ Vous avez tendance à vous laisser submerger par les émotions ~ Vous avez envie de développer votre sagesse intérieure.

RITUEL POUR BIEN DORMIR Au coucher, au calme dans votre chambre, allumez une bougie, mettez de la musique douce si vous le souhaitez. Allongez-vous, prenez la pierre en mains, puis prenez 3 grandes respirations en expirant 2 fois plus longtemps que vous inspirez. Lorsque vous expirez, visualisez une lumière grise s'échapper et vous libérer. Lorsque vous inspirez, imaginez qu'une belle lumière vient inonder de chaleur tout votre corps. Faites cela autant de fois que nécessaire et ressentez la détente dans tout votre corps. Enfin, remerciez le cristal, éteignez la bougie et plongez dans un profond sommeil.

QUAND L'UTILISER ? Lorsque vous sentez le stress ou les émotions vous submerger, prenez-la dans vos mains ~ Le soir, lorsque vous avez besoin de sérénité, placez-la sur votre table de nuit ou sous votre oreiller ~ Lorsque bébé ne fait pas encore ses nuits, placez-la sous le berceau ou le lit, pointe vers le haut si c'est une pierre taillée.

MOTS-CLÉS Paix, spiritualité, sagesse

COULEUR Violet clair à foncé

CHAKRA Correspond aux 6e et 7e

ÉQUILIBRE LES SIGNES Bélier, Vierge, Lion, Scorpion, Sagittaire, Poissons

PURIFICATION Eau ou fumigation

PROVENANCE Brésil, Uruguay, Madagascar, Russie

PRIX Faible

SYMBOLIQUE ORACLE
« La sérénité est un état intérieur que vous ne pourrez trouver à l'extérieur. »

ELLE AIDE POUR... Les insomnies, maux de tête, tensions dans les mâchoires et le haut du dos. Les douleurs intestinales et/ou gastriques. Elle aide la cicatrisation.

Apatite, la rêveuse

J'ai pratiqué mes premières méditations avec elle, je ressens une profonde sérénité lorsque je la tiens dans mes mains et elle m'aide à me recentrer.

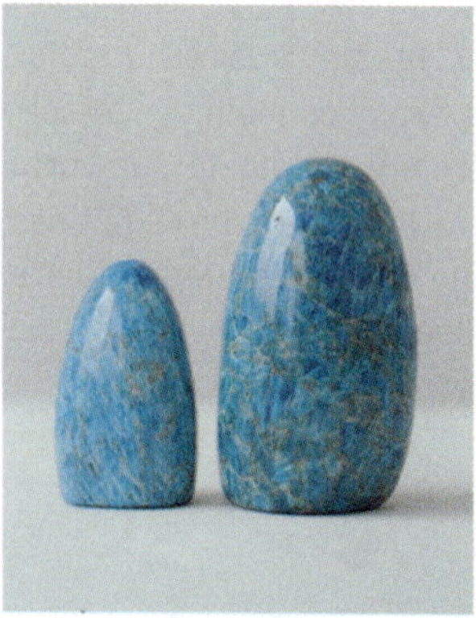

Son message Symbole de connexion entre la matière et la conscience, l'apatite vous invite à exprimer votre vérité. Puissant catalyseur énergétique, elle vous entraîne dans de profondes méditations avec vos guides et vous aide à comprendre la symbolique de vos rêves. Elle aiguise votre parole et vos intentions, pour vous permettre de manifester vos besoins le plus finement possible. Elle dissipe le négatif, vous fait rayonner de joie, vous aide à trouver et développer votre propre cadre de vie. Elle vous donne la capacité de trouver en vous les ressources créatives pour vous adapter et rebondir lorsque tout semble confus ou perdu d'avance.

ELLE EST POUR VOUS SI… Vous avez besoin de mieux communiquer ~ Vous souhaitez analyser vos rêves ~ Vous avez besoin de retrouver la motivation au quotidien.

RITUEL D'ANALYSE DES RÊVES Pour pénétrer votre subconscient, prenez votre pierre dans vos mains avant de dormir et fermez les yeux. Répétez à haute voix : « J'active ma conscience afin de percevoir les messages symboliques cette nuit. » Puis placez un carnet et un stylo sur votre table de nuit. Déposez la pierre sous votre oreiller ou bien à côté de vous. Préparez-vous à dormir et répétez intérieurement : « Ma conscience est ouverte, mes rêves sont éveillés » jusqu'à ce que vous vous endormiez. Notez immédiatement les rêves qui surviennent pendant la nuit. Le matin, observez ce que vous avez noté, essayez de comprendre les symboles et messages, remerciez le cristal et nettoyez-le à l'eau ou avec du palo santo.

QUAND L'UTILISER ? Lorsque vous souhaitez vous souvenir de vos rêves, placez-la sous l'oreiller ~ Lorsque vous désirez mieux communiquer, méditez en la plaçant sur votre gorge ~ Lorsque vous souhaitez comprendre votre animal, placez-la près de son panier.

MOTS-CLÉS Expression, connexion, équilibre

COULEUR Brun à bleu

CHAKRA Correspond aux 1er, 5e et 6e

ÉQUILIBRE LES SIGNES Gémeaux, Balance, Scorpion, Sagittaire

PURIFICATION Eau ou fumigation

PROVENANCE Canada, Pakistan

PRIX Faible

SYMBOLIQUE ORACLE
« Vos rêves ne sont pas inaccessibles si vous y croyez. »

ELLE AIDE POUR... L'arthrose ou arthrite. Les troubles du sommeil. Elle aide à réguler l'appétit.

Apophyllite, la méditative

Cette pierre est comme un diamant brut pour moi, elle brille et illumine ma chambre lorsque les rayons du soleil la traversent.

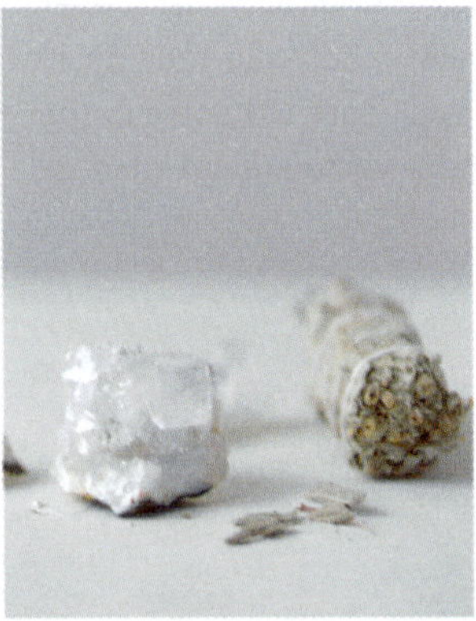

Son message L'apophyllite, pierre cristalline et angélique, vous apaise et vous ouvre à une conscience plus grande de ce monde. Elle est reliée aux esprits de la nature et au monde végétal. Elle affine vos perceptions subtiles afin que vous puissiez vous connecter à la mémoire de l'univers et y puiser la sagesse dont vous avez besoin. Elle libère vos émotions refoulées et apaise votre esprit agité, pour que la dualité entre vous et les autres ne soit plus qu'un mirage. Elle absorbe également les énergies dont vous n'avez plus besoin, afin de percevoir réellement ce qui est important pour vous aujourd'hui et ainsi retrouver la clarté nécessaire pour avancer au quotidien.

ELLE EST POUR VOUS SI... Vous cherchez votre voie ~ Vous travaillez dans les soins énergétiques et souhaitez développer vos perceptions ~ Vous désirez retrouver la foi et la tranquillité.

RITUEL DE VISUALISATION PROJECTIVE Installez-vous calmement en posture de méditation. Prenez votre pierre dans vos mains et imaginez une situation précise pour laquelle vous souhaitez obtenir des réponses. Fermez les yeux et concentrez-vous sur votre respiration. Apaisez votre esprit et prenez le temps de faire le vide en vous. Laissez ensuite venir les idées et inspirations, sans jugement. Développez ensuite votre visualisation en vous projetant dans ce scénario et connectez-vous à vos sensations. Que ressentez-vous ? De la joie dans votre cœur ? De la peur au ventre ? Ce sont des messages de votre instinct. Une fois le rituel terminé, prenez quelques notes, remerciez le cristal et gardez-le près de vous.

QUAND L'UTILISER ? Lorsque vous souhaitez apaiser les tensions chez vous, placez-la dans la pièce principale ~ Lorsque vous souhaitez identifier vos schémas négatifs, méditez avec elle ~ Lorsque vous faites votre yoga ou méditation, placez-la près de vous pour plus de clarté.

MOTS-CLÉS Clarté, méditation, purification

COULEUR Blanc transparent

CHAKRA Correspond au 7ᵉ

ÉQUILIBRE LES SIGNES Vierge, Verseau, Cancer, Bélier

PURIFICATION Eau ou fumigation

PROVENANCE Inde

PRIX Moyen

SYMBOLIQUE ORACLE
« Vous avez besoin de clarté avant de prendre une décision. »

ELLE AIDE POUR... Les problèmes de vue. Elle aide le corps à se régénérer.

Aragonite, la terrienne

Elle possède des grains de sable dans sa composition, je ressens ses énergies très terriennes lorsque je l'ai près de moi et elle m'aide à me sentir plus en paix.

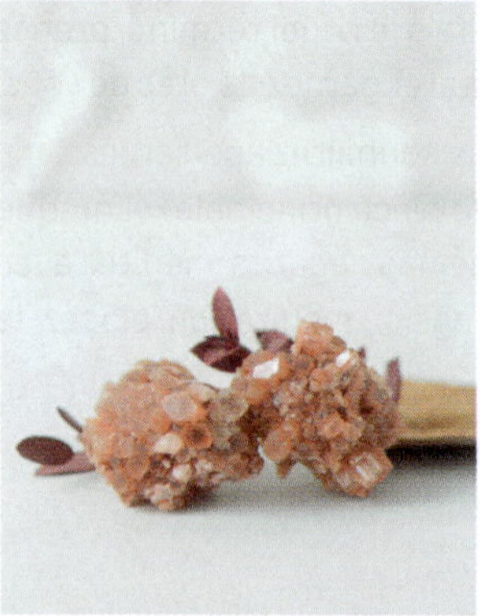

Son message En connexion profonde avec la Terre, l'aragonite crée une base solide à partir de laquelle vous pouvez explorer vos multiples potentiels et toutes les possibilités de la vie. Elle vous offre l'ancrage et le calme dont vous avez besoin dans les périodes de grand stress : vous n'avez pas besoin d'être impatient(e) et en colère pour que les choses se manifestent. Si vous avez tendance à toujours tout prendre en charge, elle vous montre également comment demander de l'aide et déléguer. Elle active votre instinct et clarifie votre esprit pour que vous trouviez votre équilibre et les meilleures solutions adaptées à vos besoins.

ELLE EST POUR VOUS SI… Vous devez résoudre des déséquilibres géobiologiques chez vous ~ Vous voulez retrouver votre ancrage ~ Vous faites face à des situations chaotiques.

RITUEL D'ANCRAGE Afin de vous connecter à la Terre, de vous ancrer dans l'instant présent, dans votre corps et votre puissance, installez-vous confortablement et fermez les yeux. Prenez votre pierre dans vos mains et respirez profondément. Visualisez de profondes racines qui partent de votre bassin et s'enfoncent dans le sol, jusqu'au centre de la planète. Ressentez les pulsations telluriques dans votre ventre et connectez-vous à cette force. Restez dans cette visualisation pendant quelques minutes, puis revenez doucement à vous. Remerciez votre cristal et conservez-le sur vous.

QUAND L'UTILISER ? Lorsque vous souhaitez rééquilibrer les énergies chez vous, placez une aragonite dans chaque pièce ~ Lorsque vous méditez, prenez-la dans vos mains pour retrouver votre ancrage ~ Lorsque vous faites face à de grands changements, portez-la sur vous pour rester dans votre axe.

MOTS-CLÉS Préservation, discipline, centrage

COULEUR Brun-orange

CHAKRA Correspond au 7e

ÉQUILIBRE LES SIGNES Capricorne, Scorpion, Poissons, Sagittaire

PURIFICATION Fumigation

PROVENANCE Maroc, Namibie

PRIX Faible

SYMBOLIQUE ORACLE
« Vous avez besoin de nature, retrouvez votre ancrage et votre centre. »

ELLE AIDE POUR... Les problèmes de peau. Les rhumes passagers. La perte de cheveux.

Aventurine, l'enthousiaste

C'est l'une des pierres que je recommande le plus aux personnes qui débutent en lithothérapie car elle ouvre le cœur. En confiance, elles peuvent alors ressentir davantage les vibrations des cristaux.

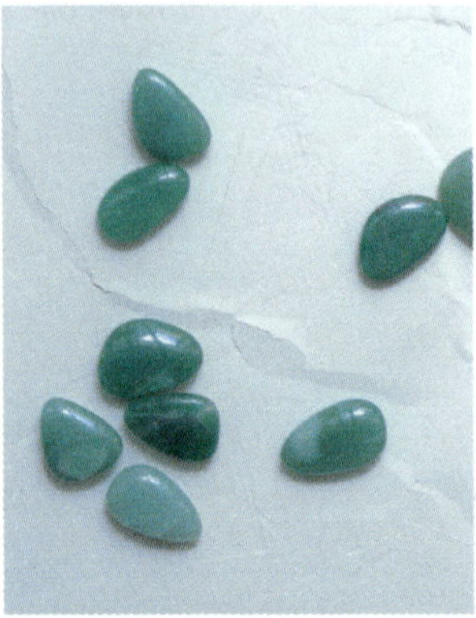

Son message Pierre de cœur par excellence, l'aventurine vous invite à croire en vous et en vos rêves. Elle vous rappelle que vous avez toutes les capacités pour vous réaliser et vous lancer dans des projets importants. Elle guérit les blessures du passé afin que vous vous autorisiez à ouvrir un nouveau chapitre de votre vie sans crainte de l'échec. Elle vous protège des avis, opinions et peurs des autres : vous savez ce qui est juste pour vous, vous saurez faire les meilleurs choix. Elle développe la compassion, la gratitude et l'altruisme, ainsi, grâce à elle, vous verrez le monde différemment, inspirant ceux que vous aimez afin qu'ils se transforment à leur tour.

ELLE EST POUR VOUS SI... Vous vous lancez dans de nouveaux projets ~ Vous devez apprendre à vous faire confiance ~ Vous souhaitez vous aimer davantage.

RITUEL : LETTRE AU SOI FUTUR Installez-vous confortablement avec votre cristal près de vous et de quoi écrire. Prenez

3 grandes respirations et exprimez-vous, sans trop réfléchir : donnez des conseils, des messages, des intentions à la personne que vous serez dans le futur. Ces conseils à votre futur vous constituent des pistes pour identifier vos besoins à exprimer et à intégrer dès aujourd'hui. Conservez la lettre et relisez-la dans un an afin d'observer votre évolution. Remerciez le cristal et conservez-le chez vous.

QUAND L'UTILISER ? Lorsque vous souhaitez ouvrir votre cœur, placez-le sur votre poitrine ~ Lorsque vous désirez vous lancer dans vos projets, placez-la sur le bureau ~ Lorsque vous voulez rencontrer quelqu'un, emportez-la dans votre sac.

MOTS-CLÉS Créativité, motivation, foi

COULEUR Vert

CHAKRA Correspond au 4e

ÉQUILIBRE LES SIGNES Bélier, Capricorne, Taureau, Lion, Vierge

PURIFICATION Eau ou fumigation

PROVENANCE Brésil, Inde

PRIX Faible

SYMBOLIQUE ORACLE

« Le seul obstacle entre vos aspirations et vous sont vos peurs. Traversez-les. »

ELLE AIDE POUR… Les faiblesses de cœur. Les tensions musculaires. Les symptômes des systèmes surrénal et urogénital.

Azurite, la spirituelle

Sous sa forme brute, d'un bleu Klein profond, c'est pour moi l'une des plus belles pierres qui existent. J'ai l'impression de posséder un trésor qui m'aide à me connecter aux plans subtils.

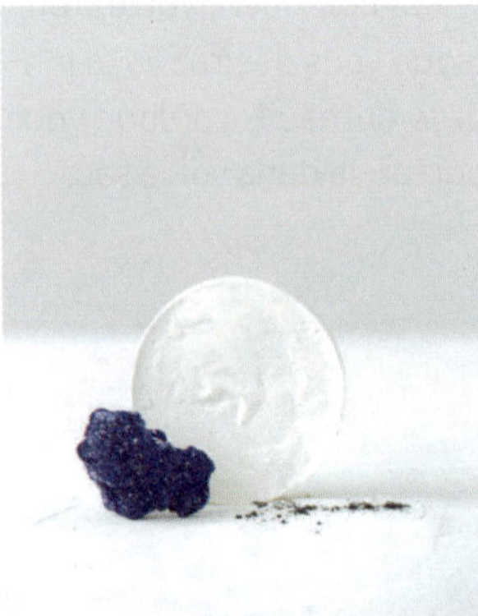

Son message L'azurite ouvre votre conscience aux plans stellaires, elle vous fait voyager dans d'autres mondes, hors du temps et de l'espace. Elle vous aide ainsi à guérir, en vous apprenant d'où viennent vos maux et comment les soigner avec sagesse. C'est votre guide pour développer vos capacités médiumniques et votre intuition lors de vos méditations. Elle vous montre qu'il existe bien plus que le monde visible et rationnel dans lequel nous évoluons. Elle vous rassure lorsque vous utilisez vos perceptions subtiles, afin que vous trouviez votre juste place et que vous n'ayez plus peur du regard des autres.

ELLE EST POUR VOUS SI… Vous voulez développer vos capacités médiumniques ~ Vous souhaitez expérimenter le voyage astral ~ Vous devez équilibrer votre mental et votre ego.

RITUEL DE CONNEXION AUX VIES ANTÉRIEURES Installez-vous confortablement avec votre cristal dans les mains, allongé(e) ou assis(e). Prenez de profondes respirations pour calmer votre esprit. Puis commencez à visualiser un endroit où vous

vous sentez bien, que vous connaissez, dans lequel vous aimez vous ressourcer. Explorez-le quelque temps afin de vous imprégner des détails. Puis imaginez une porte. Derrière cette porte se trouve une autre vie, que vous avez déjà expérimentée. Laissez-la venir à vous. Explorez-la, puis revenez en arrière. Vous pouvez ouvrir autant de portes que vous le souhaitez vers vos vies passées. Une fois le rituel terminé, bougez doucement, reprenez votre esprit et revenez à vous calmement. Prenez quelques notes et remerciez votre pierre avant de la ranger précieusement.

QUAND L'UTILISER ? Lorsque vous méditez, prenez-la dans vos mains pour canaliser des messages et voyager ~ Lorsque vous souhaitez développer vos capacités médiumniques, passez du temps chez vous avec elle.

MOTS-CLÉS Compréhension, médiumnité, connexion

COULEUR Bleu à vert

CHAKRA Correspond aux 5ᵉ et 6ᵉ

ÉQUILIBRE LES SIGNES Sagittaire, Bélier, Vierge

PURIFICATION Fumigation

PROVENANCE Chine, Maroc, États-Unis, Russie

PRIX Élevé

SYMBOLIQUE ORACLE
« Faites confiance à votre intuition, vous savez ce qui est juste. »

ELLE AIDE POUR... Les troubles du système nerveux. Les déséquilibres sanguins. L'arthrite.

Bois fossile, l'ancré

C'est ma pierre de référence lorsque je traverse une situation que je ne contrôle pas. Pierre de lâcher-prise par excellence, il m'apporte plus de flexibilité et ainsi me détend.

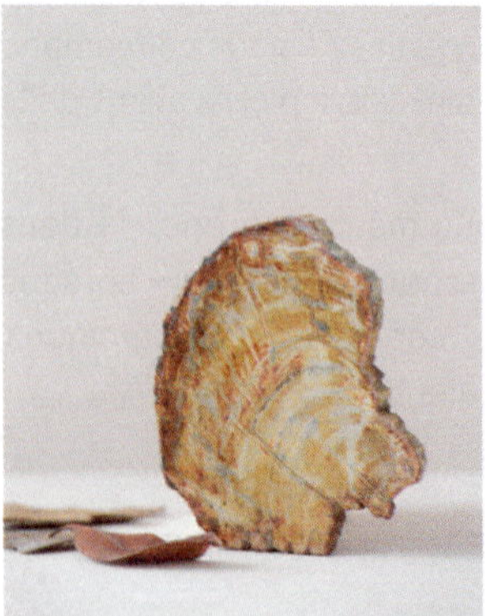

Son message C'est l'ancêtre de la Terre, le gardien de ses mémoires. Le bois pétrifié ou fossilisé vous accompagne le long de votre chemin spirituel, tel un guide extérieur qui éveille votre guide intérieur. Il vous montre que la vie est toujours changeante et que vous ne pouvez pas contrôler ni modifier le cours des choses. Il apaise vos peurs et développe votre lâcher-prise, pour que vous ne vous laissiez plus embourber par vos angoisses. Il développe votre capacité à sentir ce qui est juste pour vous, afin que vous ne soyez plus freiné(e) par vos croyances et mécanismes limitants et que vous avanciez comme votre cœur le désire.

IL EST POUR VOUS SI... Vous souhaitez vous reconnecter à la Terre ~ Vous cherchez un guide spirituel ~ Vous désirez apaiser vos inquiétudes.

RITUEL POUR ÉCOUTER LES SIGNES Prenez votre pierre avec vous et sortez vous promener, en pleine nature ou en ville. Exprimez une intention dont vous attendez des réponses. Partez et avancez le cœur ouvert, sans attente particulière, et observez autour de vous, les panneaux, les publicités, les objets... Écoutez les gens qui vous entourent, le bruit des arbres et de la nature. Amusez-vous à identifier les signes et à communiquer avec l'univers de façon subtile. Il est plus facile d'obtenir des réponses qu'on ne le pense. Rentrez chez vous, remerciez votre pierre et prenez d'éventuelles notes sur vos prises de conscience.

QUAND L'UTILISER ? Lorsque vous faites des visualisations d'ancrage, prenez-le en main ~ Lorsque vous cherchez un enseignement, portez-le sur vous ~ Lorsque vous devez gérer trop de choses, prenez un bain en le posant à côté de vous.

MOTS-CLÉS Ancrage, mémoire, flexibilité

COULEUR Nuances de brun

CHAKRA Correspond au 1er

ÉQUILIBRE LES SIGNES Lion, Capricorne, Bélier, Verseau, Gémeaux

PURIFICATION Fumigation

PROVENANCE États-Unis, Madagascar

PRIX Moyen

SYMBOLIQUE ORACLE
« Lâchez prise sur ce que vous ne pouvez contrôler et changez ce que vous pouvez. »

IL AIDE POUR... Les os fragiles. Les allergies. L'arthrite.

Calcédoine bleue, la douce

C'est l'une des pierres les plus douces, je la vois comme un bonbon que l'on peut donner à un enfant lorsqu'il a du mal à exprimer ce qu'il a sur le cœur.

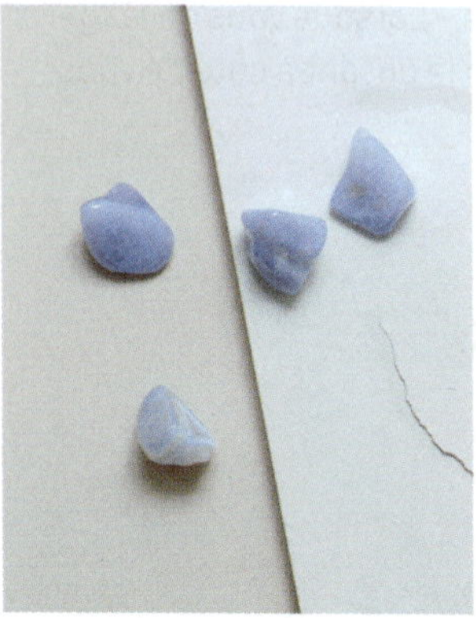

Son message Elle vous offre la douceur et l'apaisement dont vous avez besoin lorsque vous vous sentez perdu(e) ou isolé(e). Elle développe votre capacité à vous exprimer calmement, en trouvant les mots justes. Elle vous accompagne dans les phases de transition, lorsque tout est bouleversé, pour apaiser vos angoisses de l'avenir. Elle vous aide à ne pas contenir la colère dans votre cœur et à vous exprimer de façon saine. C'est votre alliée lors de retrouvailles houleuses entre amis ou en famille : elle vous aide à découvrir en vous les capacités d'écoute et d'accueil qui apaiseront les échanges.

ELLE EST POUR VOUS SI… Vous voulez apprendre à vous exprimer avec douceur ~ Vous faites souvent des cauchemars ~ Vous contenez de grosses colères.

RITUEL DE CHANT POUR LIBÉRER VOS ÉMOTIONS Installez-vous dans un endroit tranquille avec votre cristal. Choisissez ou constituez une playlist de chansons ou mantras que vous aimez. Programmez votre minuteur sur 10, 20 ou 30 minutes.

Fermez les yeux et commencez à chanter, sans pression, sans vous demander si cela est juste ou non, si vous connaissez les paroles ou non. Laissez les notes sortir de votre gorge et votre mental s'apaiser. Lorsque vous avez terminé, restez quelques minutes les yeux fermés et observez les nouvelles sensations en vous. Remerciez la pierre, puis rangez-la précieusement.

QUAND L'UTILISER ? Lorsque vous souhaitez vous exprimer, placez-la sur votre gorge ~ Lorsque vous faites des mauvaises nuits, placez-la sous votre oreiller ~ Lorsque vous avez mal à la gorge, portez-la autour du cou.

MOTS-CLÉS Expression, maturité, harmonie

COULEUR Bleu clair

CHAKRA Correspond au 5e

ÉQUILIBRE LES SIGNES Cancer, Sagittaire, Gémeaux, Capricorne, Bélier

PURIFICATION Eau ou fumigation

PROVENANCE Afrique du Sud

PRIX Faible

SYMBOLIQUE ORACLE
« Exprimez vos besoins avec douceur et vous serez entendu(e). »

ELLE AIDE POUR... L'addiction. L'angine. Les problèmes de souffle court.

Calcite orange, la joyeuse

Symbole de bonne humeur, elle m'évoque un berlingot que l'on aurait envie de déguster et me rappelle mon enfance.

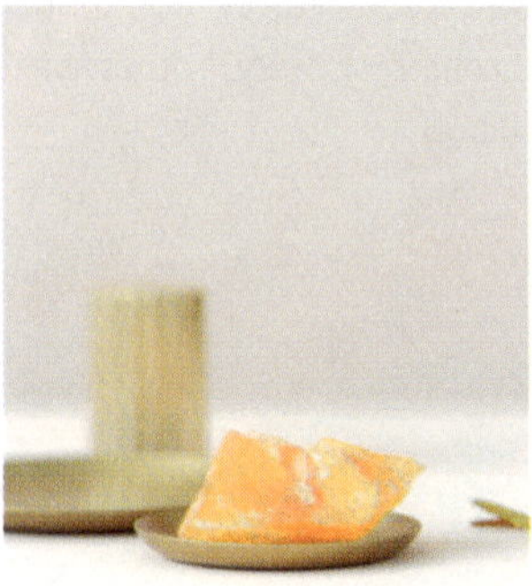

Son message Elle est rayonnante et joyeuse. La calcite orange vous apporte réconfort et optimisme, afin que votre ciel soit bleu et votre avenir sans encombre. Elle équilibre vos émotions lorsque vous n'arrivez plus à vous maîtriser et vous épaule lorsque la tristesse est trop intense. Elle accroît votre créativité, afin de remettre de la couleur et de la diversité dans votre vie. Grâce à elle, votre mental s'autorise à penser de façon plus optimiste malgré les épreuves, pour que votre esprit et votre corps puissent en profiter pour guérir ou se sentir mieux.

ELLE EST POUR VOUS SI... Vous souhaitez retrouver une énergie positive ~ Vous voulez dépasser vos peurs ~ Vous cherchez à développer votre créativité.

RITUEL DE CRÉATION INTUITIVE Prenez votre pierre, asseyez-vous face à une table avec une feuille de papier. Munissez-vous de crayons de couleur ou de stylos et fermez les yeux. Posez une question qui vous préoccupe, prenez 3 grandes respirations et faites le calme en vous. Lorsque vous vous sentez prêt(e), prenez vos crayons et laissez libre cours à votre instinct : dessinez tout ce qui vous vient naturellement, sans jugement ni pensée rationnelle. Regardez le résultat et contemplez ce que vous avez instinctivement réussi à vous offrir comme nouvelles perceptions. Une fois le rituel terminé, remerciez le cristal et gardez-le avec vous pour rester connecté(e) à cette vision.

QUAND L'UTILISER ? Lorsque vous voulez retrouver la motivation, placez-la au bureau ~ Lorsque vous êtes épuisé(e), gardez-la dans votre sac ~ Lorsque vous êtes en train de créer, posez-la à côté de vous.

MOTS-CLÉS Optimisme, joie, affirmation

COULEUR Orange vif ou pâle

CHAKRA Correspond au 3e

ÉQUILIBRE LES SIGNES Cancer, Lion, Balance, Scorpion

PURIFICATION Fumigation

PROVENANCE Mexique

PRIX Faible

SYMBOLIQUE ORACLE
« Retrouvez votre joie et suivez-la, elle porte la solution. »

ELLE AIDE POUR... L'épuisement. Les réveils difficiles. La digestion difficile.

Calcite verte, la nourricière

Elle possède de grandes capacités de guérison, en douceur. Elle apporte bien-être et abondance au quotidien.

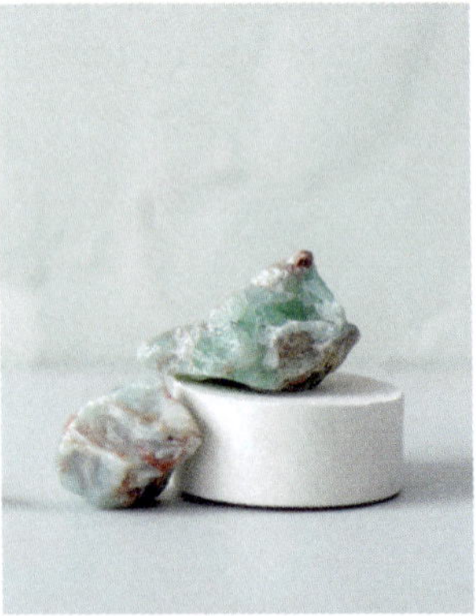

Son message Symbole de fertilité et d'abondance, la calcite verte vous relie aux cycles de la nature. Elle vous fait grandir et prospérer, elle vous aide à sortir de vos schémas répétitifs et des croyances héritées de vos lignées familiales et vous incite à sortir de votre zone de confort afin de vous ouvrir à de nouvelles possibilités. Elle vous prend la main et vous emmène en voyage, le cœur léger et le sourire aux lèvres telle une mère aimante. Grâce à la douceur et à la bienveillance qu'elle confère, vous appréhenderez chaque obstacle sur votre route comme une initiation, avec respect envers vous-même et le reste du monde.

ELLE EST FAITE POUR VOUS SI... Vous souhaitez éduquer votre enfant de manière bienveillante ~ Vous avez besoin d'être rassuré ~ Vous souhaitez retrouver la confiance en la vie.

RITUEL D'HARMONISATION DU LIEU DE VIE Installez-vous confortablement avec votre cristal, une feuille et des crayons de couleur. Prenez de profondes respirations. Fermez les yeux et concentrez-vous sur votre respiration, sur l'air qui entre et sort de vos narines. Faites au maximum le vide dans votre esprit. Puis répétez intérieurement : « Je suis prêt(e) à recevoir l'inspiration pour canaliser ma créativité », plusieurs fois. Lorsque vous vous sentez en phase avec cette affirmation, ouvrez les yeux et dessinez les plans de votre lieu de vie idéal. Laissez aller les crayons sur la feuille sans trop réfléchir, puis contemplez votre œuvre. Une fois le rituel terminé, observez les changements que vous pouvez apporter chez vous en fonction de cette projection, remerciez le cristal et conservez-le avec vous.

QUAND L'UTILISER ? Lorsque vous souhaitez manifester du positif, visualisez et tenez-la dans vos mains ~ Pour aider vos plantes à pousser, posez-la dans leur pot ~ Lorsque vous avez besoin de calme au travail, posez-la sur vos jambes.

MOTS-CLÉS Prospérité, confiance, équilibre

COULEUR Vert émeraude vif à vert pâle

CHAKRA Correspond au 4ᵉ

ÉQUILIBRE LES SIGNES Cancer, Scorpion, Sagittaire, Verseau

PURIFICATION Fumigation

PROVENANCE Mexique

PRIX Faible

SYMBOLIQUE ORACLE
« Vous avez le pouvoir de l'amour en vous pour vous accompagner dans vos épreuves. »

ELLE AIDE POUR... Les infections. Les crises d'angoisse. Elle soutient la rémission.

Célestite, l'angélique

Posée dans mon salon, ma célestite magnifique m'envoie ses douces vibrations. Elle m'apaise au quotidien lorsque je traverse des instants de stress.

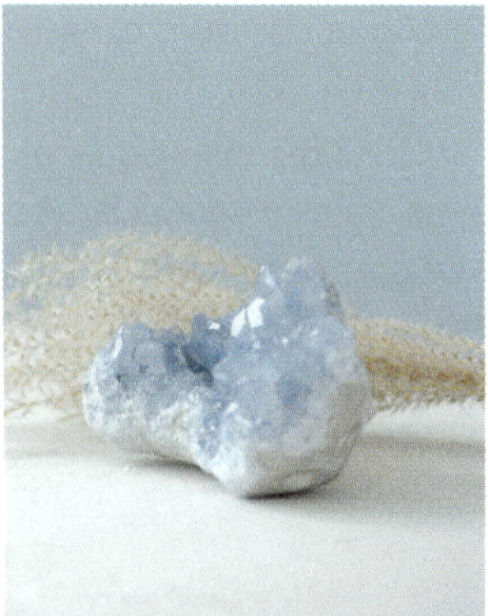

Son message Tel un ange gardien, la célestite vous protège jour et nuit. Vous n'avez plus à vous inquiéter, car elle veille sur vous, apaise vos peurs irrationnelles et vos angoisses. Grâce à elle, la dualité n'est plus, vous ne faites qu'un avec la Source, et tout prend alors un sens différent. Elle équilibre votre esprit et facilite les états méditatifs, afin que vous puissiez sortir du brouillard et identifier avec clarté vos priorités. Elle affûte votre intuition et amplifie votre intelligence émotionnelle pour vous aider à communiquer avec davantage de justesse. Elle apaise tous les conflits dans votre environnement et vous permet de vivre en paix.

ELLE EST POUR VOUS SI... Vous désirez retrouver la quiétude ~ Vous devez vous exprimer en public ~ Vous souhaitez apaiser vos relations avec les autres.

RITUEL D'AMOUR DE SOI Prenez votre pierre dans les mains et placez-vous devant un miroir. Fermez les yeux et prenez de profondes respirations. Imaginez le centre de votre poitrine s'illuminer d'une belle couleur verte et observez les sensations ou émotions en vous. Puis ouvrez les yeux et regardez-vous dans le miroir, approchez-vous et regardez profondément dans vos yeux. Répétez à haute voix : « Je m'aime » une dizaine de fois, doucement. Puis fermez les yeux et observez vos ressentis. Vous pouvez renouveler le procédé 2 ou 3 fois et clôturer votre rituel en remerciant votre cristal, mais également vous-même pour ce beau cadeau.

QUAND L'UTILISER ? Lorsque vous méditez, prenez-la dans vos mains pour favoriser votre pratique ~ Lorsque vous souhaitez avoir des rêves paisibles, placez-la dans votre chambre ~ Lorsque vous devez vous exprimer, gardez-la sur vous.

MOTS-CLÉS Spiritualité, intuition, harmonie

COULEUR Bleu très clair

CHAKRA Correspond au 7e

ÉQUILIBRE LES SIGNES Gémeaux, Taureau, Lion, Capricorne

PURIFICATION Fumigation

PROVENANCE Madagascar

PRIX Moyen

SYMBOLIQUE ORACLE

« Éloignez-vous des personnes qui vous polluent et retrouvez le calme en vous. »

ELLE AIDE POUR... L'ouïe faible. Les troubles oculaires. Elle soutient la détox.

Chalcopyrite, la révélatrice

Lorsqu'elle est brute, elle est teintée de multiples couleurs, c'est un magnifique objet de décoration et une merveilleuse idée de cadeau car elle agit à de nombreux niveaux.

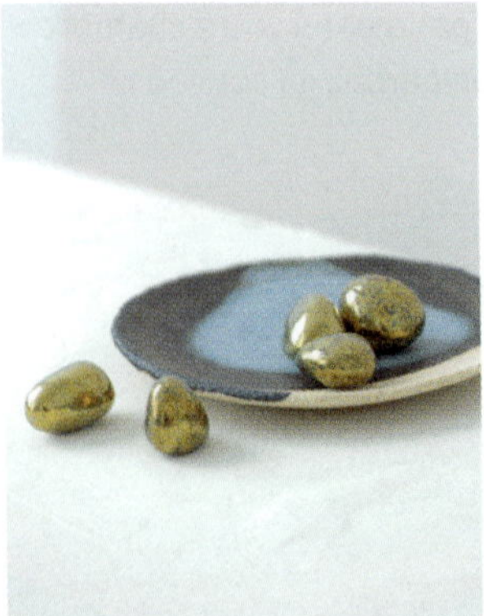

Son message La chalcopyrite représente les feux de la vérité et déclenche des étincelles partout où on la trouve. Elle libère des pensées obsessionnelles pour offrir un espace où tout devient limpide, afin d'aborder les épreuves avec sagesse. Elle met également en lumière les nœuds karmiques et aide à comprendre les schémas répétitifs de votre vie. Elle aligne et harmonise tous vos chakras, et constitue un merveilleux soutien lors de vos pratiques spirituelles et holistiques. Symbole d'abondance, elle enseigne que tout est déjà à votre portée si vous manifestez de la gratitude au quotidien.

ELLE EST POUR VOUS SI... Vous voulez respecter vos besoins ~ Vous souhaitez développer votre intelligence émotionnelle ~ Vous souhaitez amplifier les bénéfices des médecines alternatives et énergétiques.

RITUEL DU PENDULE INTÉRIEUR Afin de prendre une décision, placez-vous debout, votre pierre en main et fermez les yeux. Prenez une profonde inspiration et demandez un « non », puis un « oui ». Et observez le mouvement de votre corps sur chacune de ces deux réponses. Souvent, il partira en avant ou en arrière, cela dépend de chacun. Retenez à quel mouvement correspond chacune des réponses, puis posez votre question et observez le mouvement de votre corps pour obtenir la réponse. Si vous n'avez pas confiance en vous, vous pouvez confirmer votre choix à l'aide d'une pièce pour faire pile ou face. Plus vous serez à l'écoute de votre intuition et plus vous serez au service de vous-même.

QUAND L'UTILISER ? Lorsque vous rentrez d'un soin énergétique, passez du temps à son contact ~ Lorsque vous traversez de nombreux changements, gardez-la dans votre sac ~ Lorsque vous avez traversé une lourde maladie, gardez-la dans votre chambre.

MOTS-CLÉS Protection, stimulation,

COULEUR Or, bleu, vert, mauve iridescents

CHAKRA Correspond au 7^{e}

ÉQUILIBRE LES SIGNES Capricorne, Vierge, Sagittaire, Bélier, Poissons

PURIFICATION Fumigation

PROVENANCE Brésil, Mexique, France, Chili, Namibie, Pérou, États-Unis

PRIX Faible

SYMBOLIQUE ORACLE
« Prenez le temps d'aligner vos pensées, vos besoins et la façon dont vous distribuez votre énergie. »

ELLE AIDE POUR... Les infections urinaires. Les poumons encombrés avec de la toux. La perte de cheveux.

Charoïte, la transformatrice

C'est la pierre superbe que j'offre aux amies qui commencent leur transformation spirituelle.

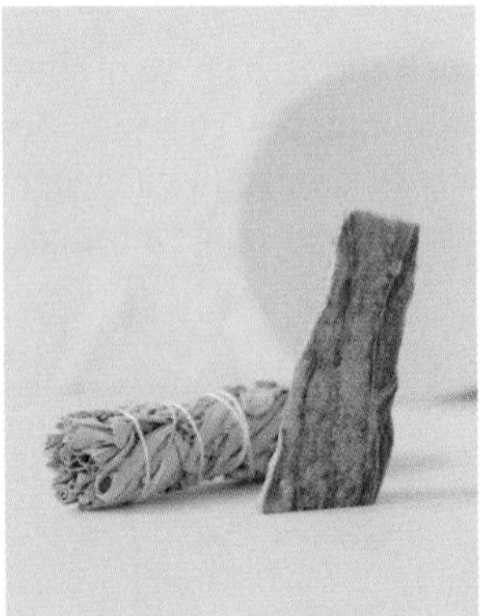

Son message En grande maîtresse spirituelle, la charoïte vous montre le chemin pour accéder à votre mission de vie. Elle vous libère de la peur pour vous permettre de vivre le présent en conscience, de vous transformer et de vous mettre au service de plus grand que vous. Elle guérit vos traumatismes jusque dans la mémoire de vos cellules et de vos organes grâce à son énergie d'amour inconditionnel. Elle vous accompagne dans vos changements de vie, pour que vous puissiez avancer sans peur ni frustration. Elle vous aide également à reprendre les rênes de votre quotidien et à faire vos propres choix sans chercher l'approbation de votre entourage.

ELLE EST POUR VOUS SI… Vous souhaitez voir la perfection dans chaque instant ~ Vous souhaitez dépasser vos peurs ~ Vous désirez être plus en paix.

RITUEL DE GRATITUDE Accompagné(e) de votre cristal, installez-vous dans le calme et prenez 3 grandes inspirations pour vous centrer sur vos sensations et clarifier vos pensées. Prenez une feuille et un stylo, puis notez toutes les choses pour lesquelles vous ressentez de la gratitude. Cela peut être par exemple que vous êtes en bonne santé, que vous avez un(e) compagnon/compagne aimant(e), que vous avez reçu un joli cadeau, que vous avez un projet de voyage, que vous avez vu une jolie fleur dans un parc… Notez tout ce qui vous vient en tête. Enfin, clôturez le rituel en remerciant la pierre, puis conservez la liste que vous pourrez compléter au fil des jours. Ce rituel vous permettra de manifester toujours plus de positif dans votre vie.

QUAND L'UTILISER ? Lorsque vous souhaitez vous lancer dans un projet, méditez avec elle ~ Lorsque vous vous sentez coincé(e) face à une situation, prenez-la dans vos mains ~ Lorsque vous devez transmuter des émotions, portez-la sur vous.

MOTS-CLÉS Générosité, flexibilité, acceptation

COULEUR Amas violets, parfois inclusions de quartz blanc ou de manganèse noir

CHAKRA Correspond au 7e

ÉQUILIBRE LES SIGNES Scorpion, Sagittaire, Vierge

PURIFICATION Eau ou fumigation

PROVENANCE Russie

PRIX Moyen

SYMBOLIQUE ORACLE
« Il est temps d'accepter que vos projections ne sont pas votre réalité. »

ELLE AIDE POUR… L'hyperactivité. Le foie chargé. Les migraines régulières.

Chrysocolle, la libératrice

Cette pierre est comme un nounours pour moi, elle offre la capacité de montrer sa douceur et de communiquer lorsque les choses sont bloquées. Je la recommande souvent à des amis masculins.

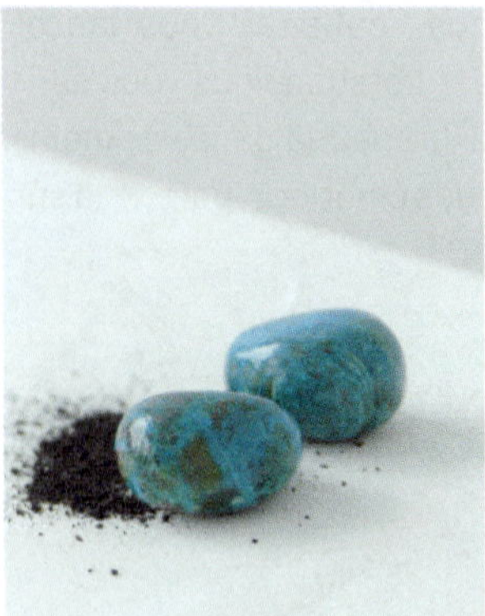

Son message À travers un esprit calme et de bonnes capacités de communication, vous développerez votre créativité et votre rayonnement naturel. La chrysocolle vous aide à exprimer ce que vous avez sur le cœur en toute sécurité, afin de vous affirmer et servir vos propres besoins. Libéré(e), vous pourrez alors sortir de la colère et de la frustration parfois contenues, vous ouvrir à nouveau en confiance, et vous tourner vers les autres. Elle saura également vous souffler quand vous taire et écouter activement les chants de l'Univers et les messages de votre âme. Lâchez prise et faites confiance à votre intuition.

ELLE EST POUR VOUS SI... Vous avez besoin de gérer des imprévus dans le calme ~ Vous souhaitez vous détacher du regard des autres ~ Vous voulez exprimer vos émotions plus aisément.

RITUEL : LETTRE DE LIBÉRATION Accompagné(e) de votre cristal, installez-vous dans le calme et prenez 3 grandes inspirations pour vous centrer sur vos sensations et clarifier vos pensées. Visualisez maintenant une personne à qui vous souhaiteriez exprimer des sentiments ou des pensées sans oser le faire. Prenez une feuille et un stylo, puis écrivez comme cela vous vient tout ce que vous avez sur le cœur. Vous ne lui donnerez pas cette lettre, mais cela vous permettra de vous libérer, de vous sentir plus léger/légère. Enfin, jetez ou brûlez la lettre. Remerciez la pierre et nettoyez-la à l'eau ou par fumigation.

QUAND L'UTILISER ? Lorsque vous avez besoin de vous exprimer, gardez-la sur vous ~ Lorsque votre enfant est introverti, placez-la dans son lit ~ Lorsque vous avez besoin de dissiper les tensions dans votre couple, placez-la dans votre chambre.

MOTS-CLÉS Féminité, réconfort, communication

COULEUR Bleu-vert

CHAKRA Correspond au 4e

ÉQUILIBRE LES SIGNES Taureau, Gémeaux, Vierge, Cancer

PURIFICATION Eau ou fumigation

PROVENANCE Pérou, États-Unis, Chili, Mexique, Royaume-Uni, Congo

PRIX Faible

SYMBOLIQUE ORACLE

« Un imprévu est toujours une invitation à voir la vie de façon différente. »

ELLE AIDE POUR... Les règles douloureuses. Les douleurs psychosomatiques. Elle accompagne la grossesse.

Chrysoprase, la sereine

Elle me rappelle l'eau turquoise de l'océan Indien et m'apporte paix et sérénité lorsque je perds pied.

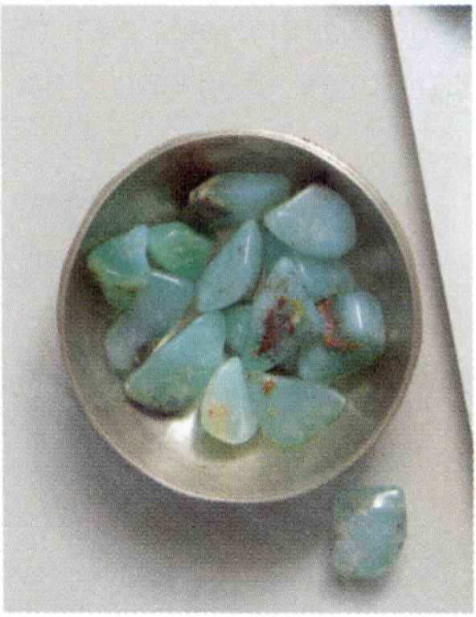

Son message La chrysoprase accorde son pardon et sa compassion à tous les êtres de cette Terre. Grâce à ses énergies bienveillantes, vous pouvez prendre du recul sur votre passé, tirer des leçons de vos expériences et intégrer ces enseignements. Elle apaise votre enfant intérieur blessé et réveille sa capacité à s'émerveiller de toutes les belles choses qui vous entourent. Elle amplifie votre amour de vous-même, remplit votre cœur pour que vous puissiez ensuite aimer d'autant plus fort le reste du monde. Abandonnez ainsi tous vos jugements et entrez dans cet espace où seule la lumière a sa place.

ELLE EST POUR VOUS SI... Vous voulez développer votre pardon et votre compassion ~ Vous souhaitez guérir des blessures de votre enfance ~ Vous désirez vous accepter et accepter les autres tels qu'ils sont.

RITUEL POUR L'HARMONIE DU FOYER Afin de rééquilibrer les énergies chez vous, allumez de la sauge et du palo santo et passez dans toutes les pièces de la maison afin de dissiper toutes les choses dont vous n'avez plus besoin. Aérez et laissez partir les énergies qui stagnaient chez vous. Puis prenez votre pierre. Méditez quelques instants afin de vous centrer et calmer votre esprit, puis, à l'instinct et à l'aide de votre intuition, déplacez éventuellement les meubles, jetez, triez, et rangez pour remettre de l'harmonie dans votre lieu de vie. Chaque fois que vous vous sentez submergé(e) par l'accumulation matérielle ou la montagne de choses à faire, prenez de profondes respirations et revenez à vous. Enfin, vous pouvez diffuser un encens, remercier la pierre et terminer votre petit rituel.

QUAND L'UTILISER ? Lorsque vous souhaitez développer la compassion, gardez-la quelques minutes sur votre cœur ~ Lorsque vous nettoyez les énergies de votre foyer, déplacez-la dans chacune des pièces ~ Lorsque vous souhaitez vous aimer davantage, portez-la en bijou.

MOTS-CLÉS Sérénité, harmonie, renouveau

COULEUR Vert-jaune

CHAKRA Correspond au 4e

ÉQUILIBRE LES SIGNES Balance, Taureau, Cancer, Scorpion, Bélier

PURIFICATION Eau ou fumigation

PROVENANCE Australie, Tanzanie, Brésil, États-Unis, Russie

PRIX Faible

SYMBOLIQUE ORACLE

« Cessez de retenir vos émotions et osez abaisser les barrières autour de votre cœur. »

ELLE AIDE POUR... Les difficultés à concevoir. La dépression chronique. Le cœur fragile.

Citrine, l'apaisante

C'est la pierre des grands stressés, des enfants et des habitués des maux de ventre. Elle m'a longtemps accompagnée lorsque j'étais dans une période difficile de ma vie.

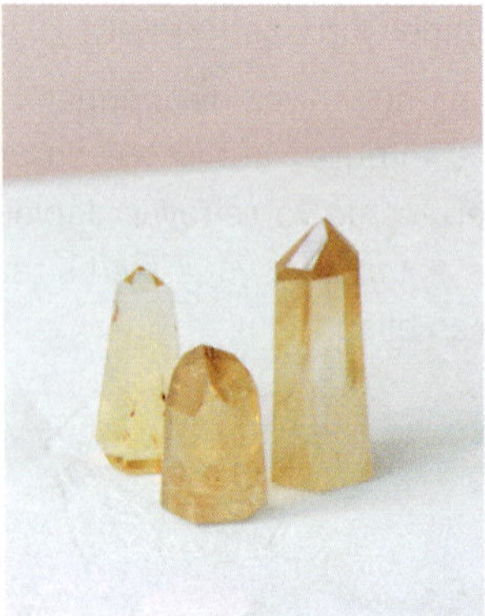

Son message Symbole d'abondance et de nettoyage, la citrine est une puissante guérisseuse, portée au contact de votre peau. Pierre lumineuse, elle transmute toutes les énergies négatives, votre stress, vos cauchemars, et installe un petit soleil dans votre cœur. Lorsque vous êtes entouré(e) de tensions, au sein d'un groupe, ou dans un environnement compliqué à appréhender, elle saura vous apaiser et vous consoler. Elle guérit les blessures du passé et tout ce que vous avez besoin d'abandonner pour pouvoir avancer sereinement en vous concentrant sur le positif. Gardez-la près de vous en permanence, elle sera votre meilleure amie pour vous soutenir dans les instants difficiles.

ELLE EST POUR VOUS SI... Vous ne voulez plus être stressé(e) ~ Vous voulez avoir confiance en vous ~ Vous désirez retrouver la joie.

RITUEL POUR RELÂCHER LES TENSIONS Debout, tenez votre citrine le poing fermé et tendu au-dessus de votre lit ou d'une surface molle. Visualisez maintenant qu'elle se charge de toutes vos tensions, de vos peurs, de vos stress, confiez-lui toutes vos inquiétudes et envoyez toutes ces ondes négatives en elle. Serrez fort votre cristal en respirant profondément plusieurs fois, puis, lorsque vous vous sentez prêt(e), inspirez, puis lâchez votre cristal en expirant intensément afin de vous débarrasser de tout ce qui vous pollue. Une fois le rituel terminé, remerciez le cristal et nettoyez-le sous l'eau ou par fumigation avant de le ranger.

QUAND L'UTILISER ? Lorsque vous avez des maux de ventre, placez-la sur votre abdomen le soir au coucher ~ Lorsque vous êtes stressé(e), prenez-la dans vos mains ~ Lorsque vous souhaitez être plus en joie, placez-en dans toutes les pièces de votre maison.

MOTS-CLÉS Abondance, apaisement, confiance

COULEUR Jaune très clair

CHAKRA Correspond au 3e

ÉQUILIBRE LES SIGNES Bélier, Gémeaux, Lion, Balance

PURIFICATION Eau ou fumigation

PROVENANCE Brésil, Russie, France, Madagascar

PRIX Moyen

SYMBOLIQUE ORACLE

« Vous avez la capacité de savoir ce qui est juste pour vous et de vous libérer des tensions. »

ELLE AIDE POUR... Les troubles digestifs. Les problèmes d'estomac. Le stress chronique.

Cornaline, la féminine

Pierre de grande intuition, c'est mon indispensable pour les femmes. De plus, en grande passionnée de l'Égypte, je sais aussi que c'était l'un des cristaux préférés des Égyptiens pour protéger l'âme après la mort.

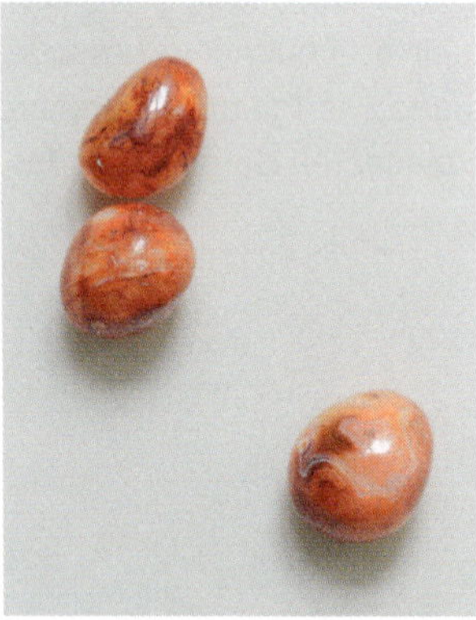

Son message La cornaline représente la féminité dans toute sa puissance et sa beauté. Elle restaure votre vitalité naturelle, vous redonne de l'énergie. Pierre d'abondance, elle sera à vos côtés pour stimuler votre créativité et faire surgir les meilleures solutions à vos défis du quotidien. Pierre altruiste, elle partage ses énergies avec les pierres placées à côté d'elle et les recharge. Elle dissipe également la colère, la jalousie et l'envie, grâce à ses douces vibrations compréhensives, pour que vous puissiez découvrir le besoin caché derrière ces émotions.

ELLE EST POUR VOUS SI... Vous souhaitez incarner davantage votre féminité ~ Vous voulez retrouver confiance en vous ~ Vous voulez stimuler votre créativité.

RITUEL DU TABLEAU DE VISION Récupérez de vieux journaux, des crayons, de la colle et des ciseaux. Munissez-vous également d'une grande feuille cartonnée. Installez-vous au sol avec votre pierre et prenez un temps pour méditer, respirer et vous aligner. Lorsque vous vous sentez en paix, ouvrez les yeux et parcourez les journaux à la recherche d'images ou de mots qui vous interpellent. Découpez tout cela et placez-les sur votre feuille en suivant votre intuition, puis collez les éléments et complétez si besoin par des couleurs, des mots ou des dessins. Enfin, observez le résultat. Vous serez surpris(e) des messages que l'inconscient a réussi à faire passer. Remerciez la pierre, terminez votre rituel et affichez votre tableau de vision chez vous quelque temps.

QUAND L'UTILISER ? Lorsque vous faites une activité artistique, gardez-la près de vous ~ Lorsque vous souffrez de douleurs menstruelles, posez-la sur votre utérus ~ Lorsque vous souhaitez raviver la passion, placez-la dans votre chambre.

MOTS-CLÉS Créativité, confiance, féminité

COULEUR Orange, rouge, rose, brun

CHAKRA Correspond aux 2e et 3e

ÉQUILIBRE LES SIGNES Cancer, Lion, Taureau, Scorpion

PURIFICATION Eau ou fumigation

PROVENANCE Uruguay, Brésil, Inde

PRIX Faible

SYMBOLIQUE ORACLE
« Abordez vos challenges avec créativité et originalité afin d'obtenir un nouveau point de vue. »

ELLE AIDE POUR... Les douleurs dans le bas-ventre et douleurs de règles. Elle soutient la circulation dans les jambes.

Cristal de roche, l'incontournable

C'est LA pierre « couteau suisse ». Il nettoie les autres cristaux, amplifie leurs bénéfices, se charge d'intentions et purifie notre trop-plein émotionnel. J'en possède de toutes tailles et formes.

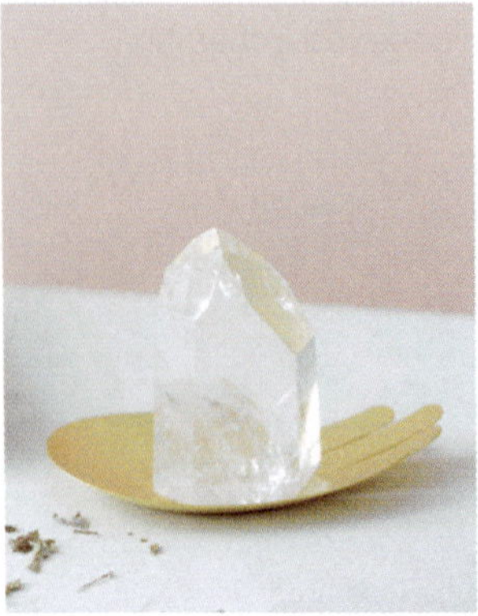

Son message Maître incontesté des pierres, aux capacités multiples, le cristal de roche, ou quartz blanc, est un catalyseur. Il canalise et dirige l'énergie lorsque vous désirez vous soigner, il absorbe les mauvaises énergies et en émet de nouvelles lorsque vous souhaitez diffuser de nouvelles intentions. Il stocke la mémoire du monde depuis des millénaires et vous offre la sagesse des anciens lorsque vous méditez avec lui. Pierre de purification et de clarté, il apaise votre esprit et vos pensées afin de faciliter votre travail spirituel et énergétique. Il est idéal dans vos différents champs d'expérience.

IL EST POUR VOUS SI… Vous voulez vous libérer d'un surplus émotionnel ~ Vous voulez harmoniser vos énergies ~ Vous effectuez des soins énergétiques.

RITUEL D'HARMONISATION Cristal en mains, installez-vous et prenez 3 grandes inspirations. Vous pouvez prendre deux pointes dans chaque main dirigées vers l'extérieur. Fermez les yeux et laissez venir toutes les pensées qui vous parasitent. Concentrez-vous sur une première pensée, inspirez, puis soufflez en visualisant l'énergie ou une lumière qui entre dans votre cristal pour vous en libérer. Procédez de même avec une autre émotion ou pensée parasite jusqu'à vous sentir plus léger. Remerciez le cristal, puis nettoyez-le à l'eau et par fumigation afin de bien le purifier des énergies qu'il a absorbées.

QUAND L'UTILISER ? Lorsque vous animez un groupe, placez-le au centre pour absorber le trop-plein émotionnel ~ Lorsque vous vous sentez submergé(e), déchargez vos émotions en le prenant dans vos mains ~ Lorsque vous travaillez en énergétique, utilisez-le comme pointe de soin ou de transfert.

MOTS-CLÉS Amplification, purification, équilibre

COULEUR Transparent blanc

CHAKRA Correspond à tous

ÉQUILIBRE LES SIGNES Tous

PURIFICATION Eau ou fumigation

PROVENANCE Monde entier

PRIX Variable

SYMBOLIQUE ORACLE

« Vous pouvez choisir de relâcher tout ce dont vous n'avez plus besoin. »

IL AIDE POUR... Il soutient la guérison de toutes les douleurs ou maladies. Elle aide à passer les périodes difficiles.

Dioptase, l'enseignante

Cette pierre sublime est une enseignante, je suis fascinée par ses couleurs océaniques.

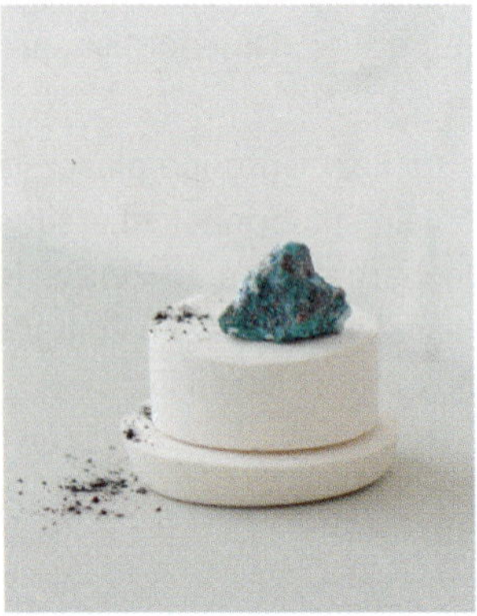

Son message Puissante guérisseuse du cœur, la dioptase vous prend dans ses bras lorsque tout semble perdu. Grâce à elle, vos expériences douloureuses vous offrent une force et une sagesse considérables. Elle libère les émotions bloquées en vous pour vous alléger. Elle vous enseigne que l'amour n'est pas la dépendance ni l'attachement, mais bien un don inconditionnel qu'il faut apprendre à recevoir et donner. Vos souffrances ne sont que des indices de blessures encore vives au plus profond de votre être. Elle vous apprend que vous pouvez les soigner en prenant le temps de les écouter, en conscience.

ELLE EST POUR VOUS SI... Vous voulez dépasser votre sentiment d'abandon ~ Vous sortez d'une rupture difficile ~ Vous voulez sortir des schémas négatifs et de victimisation.

RITUEL POUR COUPER LES LIENS Installez-vous avec votre cristal et prenez 3 grandes inspirations pour vous centrer sur vos sensations et clarifier vos pensées. Prenez une feuille, des ciseaux et des crayons de couleur, puis fermez les yeux et pensez à quelqu'un dont vous souhaitez vous libérer : une relation toxique, un ancien compagnon ou un membre de votre famille un peu trop envahissant. Puis dessinez de façon très simple deux bonshommes bâton sur la feuille, l'un à côté de l'autre. Ensuite, reliez-les par les centres énergétiques des chakras : bassin, bas du ventre, plexus solaire, cœur, gorge, front et haut de la tête. Puis dites à haute voix : « Je me libère et je vous pardonne » et découpez la feuille en deux pour séparer les deux personnages. Remerciez votre pierre et brûlez les papiers. Vous pouvez répéter ce rituel pendant 21 jours.

QUAND L'UTILISER ? Lorsque vous souhaitez faire un cadeau à un enfant pour qu'il soit en bonne santé, à placer sous son lit ~ Lorsque vous souhaitez adoucir votre cœur, portez-la en bijou ~ Lorsque vous désirez vous sentir aimé à votre juste valeur, conservez-la sur vous.

MOTS-CLÉS Abondance, équilibre, changement

COULEUR Vert émeraude

CHAKRA Correspond aux 4e et 6e

ÉQUILIBRE LES SIGNES Scorpion, Sagittaire, Lion, Poissons

PURIFICATION Fumigation

PROVENANCE Namibie, Congo, Russie, États-Unis, Iran, Chili, Pérou

PRIX Élevé

SYMBOLIQUE ORACLE
« La solution se trouve déjà en vous, acceptez de l'accueillir. »

ELLE AIDE POUR... Le système immunitaire en berne. Les troubles alimentaires. Elle soutient la croissance des bébés.

Émeraude, la sincère

Je suis fascinée par la brillance et la beauté de l'émeraude. Pierre du voyageur, elle protège le cœur et l'âme pendant nos explorations spirituelles.

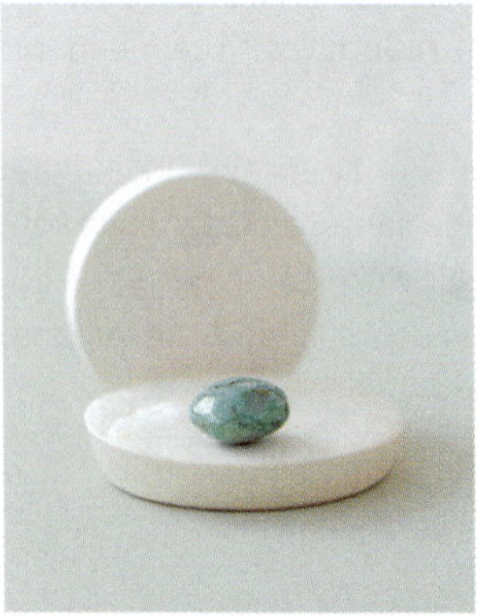

Son message L'émeraude est l'une des plus anciennes pierres de protection pour les voyageurs. Elle était également aimée des guérisseurs et chamans de l'ancien temps. Elle développe l'amitié pure, franche et immédiate, l'intégrité dans toutes les relations et l'harmonie dans le couple. Elle est habile dans l'art de fédérer les groupes. Elle confère équité et justice afin que vous puissiez prendre des décisions éclairées, en conscience, pour votre bien et celui des autres. Avec elle, vous deviendrez patient(e) car elle sait que tout ce qui est bon pour vous arrive toujours au bon moment.

ELLE EST POUR VOUS SI... Vous voulez soigner votre claustrophobie ~ Vous avez besoin d'apaiser vos relations ~ Vous devez créer de l'harmonie dans un groupe.

RITUEL DE LA RELATION MIROIR Afin de mieux comprendre une personne et une relation qui vous perturbent, munissez-vous de votre cristal, d'une feuille et d'un stylo. Fermez les yeux, respirez profondément et connectez-vous à la personne en question. Lorsque vous vous sentez prêt(e), écrivez tout ce qui vous vient en tête, comme si la personne invoquée parlait en face de vous. Notez tout ce qu'elle vous transmet, ne portez aucun jugement, ne laissez pas votre mental polluer votre processus intuitif. Cet exercice permettra de capter les messages subtils concernant cette personne et de mieux la comprendre. Une fois le rituel terminé, remerciez la pierre et la personne en pensée, puis rangez votre cristal.

QUAND L'UTILISER ? Lorsque vous vous sentez angoissé(e), visualisez l'émeraude au centre de votre poitrine ~ Lorsque vous souhaitez développer votre gratitude, portez-en une en bijou ~ Lorsque vous désirez cicatriser, faites-la infuser dans votre crème de soin en la plongeant dans le pot.

MOTS-CLÉS Mémoire, patience, honnêteté

COULEUR Vert à turquoise

CHAKRA Correspond au 4e

ÉQUILIBRE LES SIGNES Bélier, Taureau, Gémeaux, Sagittaire, Balance

PURIFICATION Eau ou fumigation

PROVENANCE Colombie, Brésil, Inde, Zimbabwe, Tanzanie, Égypte, Autriche, Madagascar

PRIX Élevé

SYMBOLIQUE ORACLE
« Vous êtes en sécurité, vous ne manquez de rien, cessez d'avoir peur. »

ELLE AIDE POUR... Les troubles de la mémoire. Elle soutient la cicatrisation et la croissance.

Fluorine, la décomplexée

J'adore ses reflets multicolores, ça me plaît qu'aucune fluorine ne ressemble à une autre. Pour moi, c'est le cristal phare pour toutes les personnes qui sont un peu trop dans le contrôle.

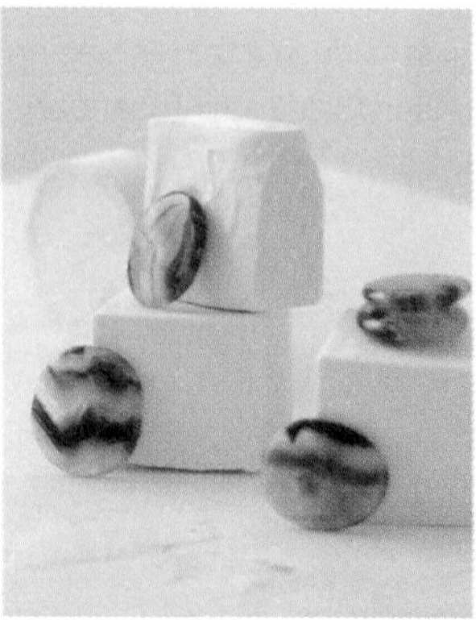

Son message Avec ses couleurs arc-en-ciel, la fluorite structure votre vie quotidienne. Elle vous apporte un cadre sécurisant, la stabilité émotionnelle dont vous avez besoin, afin de ne plus rechercher le réconfort à l'extérieur. Elle apaise votre besoin de tout contrôler et aide à lâcher prise. Elle développe la connaissance et l'intégration de nouvelles croyances pour que vous grandissiez et développiez votre capacité à comprendre que tout est juste. Vous pouvez désormais sortir de votre zone de confort et oser vous montrer au monde tel(le) que vous êtes vraiment, sans crainte d'être jugé(e).

ELLE EST POUR VOUS SI... Vous avez besoin de lâcher prise ~ Vous cherchez à conserver votre discernement lors des pratiques spirituelles ~ Vous souhaitez dépasser la peur d'être jugé(e).

RITUEL DE MÉDITATION DE LÂCHER-PRISE Installez-vous dans un endroit calme, allumez une bougie et de l'encens si cela vous plaît. Posez votre regard sur la fluorine, et votre attention sur votre respiration. Repensez aux événements qui vous crispent, puis fermez les yeux et visualisez un océan de vagues magnifique. Vous êtes dans cet océan et avez le choix entre nager à contre-courant ou vous laisser porter par les vagues. Vous savez qu'il est plus intelligent de vous laisser porter, alors imaginez-vous surfer sur cette merveilleuse étendue bleue. Profitez du sentiment de paix qui s'installe en vous. Reproduisez l'expérience si besoin. Clôturez votre méditation, remerciez le cristal et gardez-le près de vous.

QUAND L'UTILISER ? Lorsque vous faites face à une situation que vous ne pouvez pas contrôler, tenez-la dans vos mains ~ Lorsque vous faites vos comptes, pour plus de clarté, posez-la sur votre bureau ~ Lorsque vous avez des maux de dents, placez-la sous votre oreiller

MOTS-CLÉS Sagesse, lâcher-prise, compréhension

COULEUR Vert, violet, bleu, transparent

CHAKRA Correspond aux 4e, 5e, 6e et 7e

ÉQUILIBRE LES SIGNES Capricorne, Poissons, Vierge, Bélier, Balance

PURIFICATION Eau ou fumigation

PROVENANCE Chine, Mexique, Pérou, Brésil

PRIX Faible

SYMBOLIQUE ORACLE
« Lâchez prise sur vos pensées négatives et remplacez-les par des affirmations positives. »

ELLE AIDE POUR... Les problèmes de dents, yeux, nez ou gorge. Les batteries complètement à plat. Les fractures.

Grenat, le passionné

C'est le cristal de la force de vie, pour moi. Il m'a beaucoup aidée lorsque je me sentais déconnectée de mes sensations et de mon pouvoir féminin.

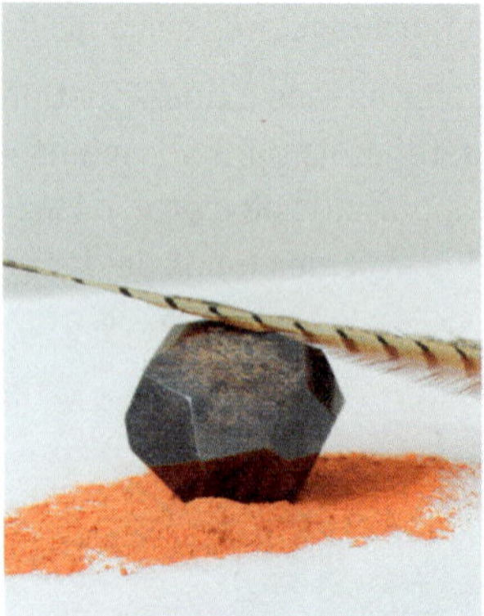

Son message Volcanique et passionné, le grenat porte chance aux nouveaux mariés. Il stimule la vitalité et accompagne les amoureux dans l'ascension de leur intimité. Symbole de sexualité sacrée, il développe la confiance dans votre pouvoir de séduction, mais également votre envie de jouir de la vie au quotidien. Profondément lié à l'énergie de vie Kundalini (la force qui anime tout être sur cette Terre selon les traditions yogiques) et aux pratiques tantriques, il vous accompagne à la découverte des plaisirs de ce monde. Il vous donne également la pleine possession de votre puissance et de votre incarnation dans la matière. Grâce à lui, chaque obstacle sera l'occasion de traverser et vaincre un défi.

IL EST POUR VOUS SI... Vous voulez assumer votre sexualité ~ Vous avez besoin de retrouver la passion dans votre vie ~ Vous voulez attirer le/la bon(ne) partenaire.

RITUEL DE LA DANSE DE LA DÉESSE Afin de vous connecter à votre déesse intérieure, prenez les affaires les plus sensuelles de votre dressing. Préparez-vous comme si vous alliez séduire quelqu'un, mais cette personne, c'est vous. Mettez de la musique qui vous met en joie, faites-vous beau/belle, portez votre pierre autour du cou ou dans votre soutien-gorge, maquillez-vous si vous le souhaitez, mettez-vous de la crème ou encore du parfum. Dansez chez vous en vous déhanchant, admirez-vous dans le miroir et constatez la beauté qui émane de vous. Intégrez en vous cette sensualité naturelle et profitez de cet instant. Puis remerciez le cristal et terminez votre danse.

QUAND L'UTILISER ? Lorsque vous voulez stimuler votre libido, placez-le dans votre tiroir à sous-vêtements ~ Lorsque vous souhaitez trouver votre passion, méditez avec ~ Lorsque vous désirez attirer le/la bon(ne) partenaire, portez-le en bijou.

MOTS-CLÉS Stimulation, passion, courage

COULEUR Rouge, ocre, marron

CHAKRA Correspond aux 1er, 2e et 4e

ÉQUILIBRE LES SIGNES Lion, Vierge, Capricorne, Verseau

PURIFICATION Eau ou fumigation

PROVENANCE Inde, Russie, États-Unis, Europe, Afrique du Sud

PRIX Moyen

SYMBOLIQUE ORACLE
« Retrouvez la passion et le feu en vous, cessez de vous plier aux attentes des autres. »

IL AIDE POUR... La libido en déséquilibre. Les troubles du petit bassin. Les carences en vitamines et minéraux.

Héliodore, le rayonnant

Ce cristal bonbon m'inspire le soleil et sa puissance de rayonnement. C'est une pierre que je passe toujours de longues minutes à observer dans les boutiques de minéraux.

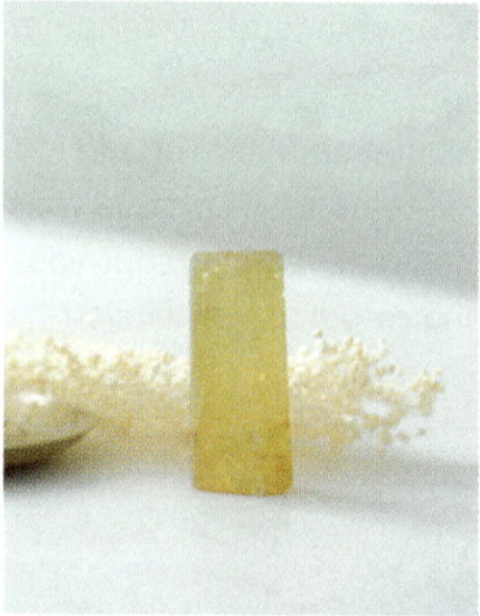

Son message Pierre des visionnaires, l'héliodore était autrefois utilisé pour la divination. Pierre de rétablissement, il vous redonne le courage et la foi en vos capacités lorsque vous êtes épuisé(e) ou stressé(e). Protecteur, il vous montre que vous n'avez besoin de personne pour éclairer vos décisions : vous êtes autonome, capable de discerner seul(e) ce qui est bon pour vous. Grâce à lui, vous pouvez maintenant ouvrir vos ailes et déployer l'être lumineux que vous êtes au fond de votre cœur. Si vous avez tendance à porter à bout de bras votre entourage, il vous aide aussi à vous redonner la priorité, à prendre davantage soin de vous et à vous régénérer.

IL EST POUR VOUS SI... Vous souhaitez développer votre indépendance ~ Vous voulez retrouver du courage ~ Vous êtes constamment en train de soutenir les autres.

RITUEL POUR TROUVER VOS MOTEURS AU QUOTIDIEN Installez-vous confortablement avec votre cristal dans un endroit calme et prenez 3 grandes inspirations pour vous centrer sur vos sensations et clarifier vos pensées. Prenez une feuille et un stylo, puis notez toutes les choses que vous souhaitez réaliser dans votre vie. Cela peut être des voyages, tester des activités spécifiques, goûter un plat, rencontrer une personne... L'idée est de fixer les buts que vous vous donnez et les aspirations qui peuvent être des moteurs dans votre quotidien. Gardez précieusement votre liste et modifiez-la au fil de vos expériences et de vos envies. Remerciez votre pierre et conservez-la avec vous pour manifester vos désirs.

QUAND L'UTILISER ? Lorsque vous souhaitez développer votre indépendance, portez-la sur vous ~ Lorsque vous désirez oser être vous-même, portez-la en bijou ~ Lorsque votre adolescent traverse une phase difficile, proposez-lui d'en porter.

MOTS-CLÉS Rétablissement, protection, tranquillité

COULEUR Jaune, doré

CHAKRA Correspond aux 3e, 6e et 7e

ÉQUILIBRE LES SIGNES Lion, Verseau, Sagittaire, Poissons, Cancer

PURIFICATION Fumigation

PROVENANCE Brésil, Chine, Irlande, Suisse, Australie, États-Unis, France, Norvège

PRIX Élevé

SYMBOLIQUE ORACLE
« Acceptez de briller aux yeux des autres et cessez de vous cacher. »

IL AIDE POUR... Les soucis de foie, pancréas et rate. Le système nerveux épuisé.

Héliotrope, l'amulette

Pierre-talisman utilisée depuis des millénaires comme objet de protection et divination, l'héliotrope possède des énergies auxquelles je me sens très reliée.

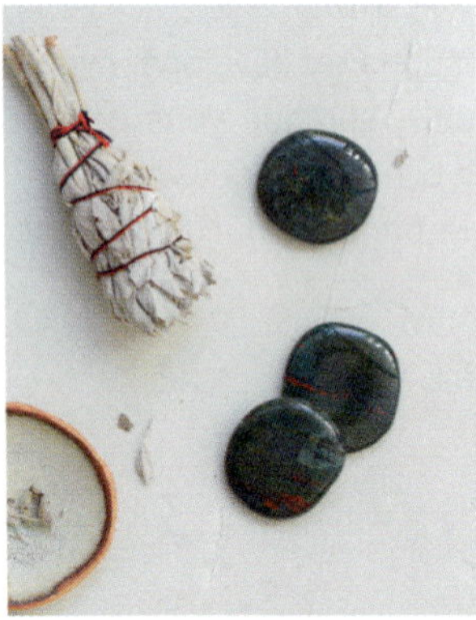

Son message Autrefois protecteur et oracle contre les dangers et les ennemis, l'héliotrope a la capacité d'ancrer dans l'instant présent. Si vous vous sentez bouleversé(e) par des situations perturbatrices, il vous accompagne pour retrouver votre assise et votre axe. À l'image des étoiles nées du chaos, il enseigne qu'une période difficile peut être un terreau fertile pour de futures aventures. En enracinant votre volonté dans votre cœur, il éloigne l'agressivité, l'impatience et la colère et vous apporte sérénité et harmonie. Il vous permet également de couper les liens qui ne vous servent plus.

IL EST POUR VOUS SI... Vous voulez être capable de vous protéger ~ Vous souhaitez vous sentir capable de traverser vos émotions ~ Vous voulez respecter et connaître vos besoins.

RITUEL POUR IDENTIFIER VOS BESOINS Installez-vous confortablement avec votre cristal et prenez 3 grandes inspirations pour vous centrer sur vos sensations et clarifier vos pensées. Observez vos émotions dominantes : colère ? frustration ? peur ? Prenez une feuille et un stylo, notez toutes les sensations ressenties. Puis, à côté de chacune d'elles, écrivez quel besoin elle dissimule. Par exemple, la colère signale le besoin de poser des limites pour ne plus se laisser envahir. Écrivez spontanément, sans réfléchir ni juger. Ensuite, dites à haute voix : « À partir d'aujourd'hui, je choisis d'écouter mes besoins avec bienveillance. » Puis clôturez votre rituel, remerciez la pierre et répétez cette affirmation pendant 21 jours.

QUAND L'UTILISER ? Lorsque vous vous sentez envahi(e), prenez-le en main et répétez « Non » intérieurement ~ Lorsque vous sentez que des personnes vous nuisent, conservez-le dans votre poche ~ Lorsque vous avez reçu un coup, plongez la pierre dans l'eau, puis utilisez celle-ci pour faire un cataplasme.

MOTS-CLÉS Inspiration, contrôle, enracinement

COULEUR Vert sombre piqueté de rouge

CHAKRA Correspond aux 1er, 2e et 4e

ÉQUILIBRE LES SIGNES Scorpion, Capricorne, Bélier, Balance, Poissons

PURIFICATION Eau ou fumigation

PROVENANCE Australie, Brésil, Chine, Russie, Inde

PRIX Faible

SYMBOLIQUE ORACLE
« Le contrôle est une illusion de l'esprit, entrez dans un espace d'acceptation. »

IL AIDE POUR... La tendance aux bleus. L'anémie. Les douleurs de règles ou de ménopause.

Hématite, la fluidifiante

Cette drôle de pierre à l'allure d'aimant m'est très utile lorsque j'ai besoin de me sentir physiquement ancrée, son poids lourd dans mes mains m'aide lors de mes méditations.

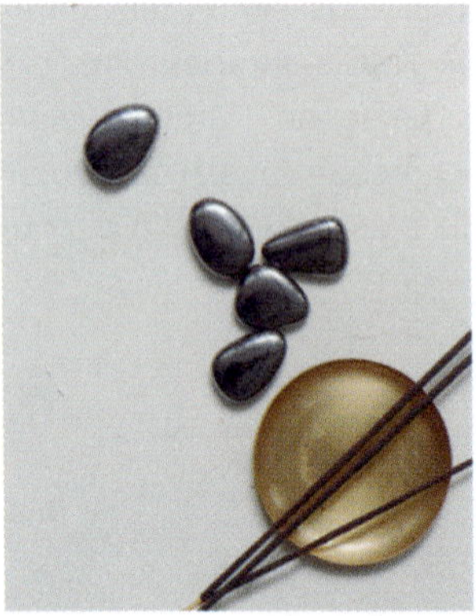

Son message L'hématite, profondément magnétique, rééquilibre tous vos flux énergétiques. Elle vous aide à faire le tri entre vos émotions propres et celles qui ne vous appartiennent pas. Elle guérit des addictions dans lesquelles on se jette pour combler un vide émotionnel. Elle vous donne la capacité d'identifier ce qui ne vous convient plus dans votre quotidien et vous permet de mettre en œuvre les changements nécessaires. Grâce à elle, vous serez également en mesure d'affronter vos parts d'ombre et de lever vos masques pour révéler enfin votre véritable personnalité.

ELLE EST POUR VOUS SI... Vous avez besoin d'équilibrer vos excès émotionnels ~ Vous souhaitez comprendre les leçons de vos expériences ~ Vous voulez vous sentir capable d'avancer.

RITUEL POUR RÉÉQUILIBRER LES ÉNERGIES Installez-vous confortablement, une pierre dans chaque main, et prenez 3 grandes inspirations pour vous centrer sur vos sensations et clarifier vos pensées. Visualisez dans votre main droite une lumière dorée. À l'inspiration, elle remonte le long de votre bras jusqu'à votre tête en passant par le troisième œil, puis redescend le long du bras gauche pour venir s'échapper par la main gauche. Puis visualisez le processus dans le chemin inverse. Vous pouvez également faire le chemin en passant par une jambe jusqu'au cœur, puis par l'autre jambe et inversement. Répétez plusieurs fois ce nettoyage énergétique, cela vous permettra de rééquilibrer les énergies et méridiens de votre corps. Enfin, remerciez les pierres et rangez-les précieusement.

QUAND L'UTILISER ? Lorsque vous souhaitez améliorer votre circulation sanguine, portez-en une dans chaque poche ~ Lorsque vous désirez vous équilibrer, méditez avec une hématite dans chaque main ~ Lorsque vous souhaitez vous protéger au bureau, placez-la près de vous.

MOTS-CLÉS Ancrage, centrage, protection

COULEUR Métallique, gris argenté

CHAKRA Correspond au 1er

ÉQUILIBRE LES SIGNES Bélier, Verseau, Poissons, Gémeaux

PURIFICATION Eau ou fumigation

PROVENANCE Royaume-Uni, Maroc

PRIX Faible

SYMBOLIQUE ORACLE
« Choisissez d'attirer à vous les bonnes personnes, vous pourriez être agréablement surpris(e). »

ELLE AIDE POUR... Le mal des transports. Le système sanguin fragile. Les hémorroïdes.

Howlite, la juste

La pierre par excellence pour ôter les excès d'eau, au sens propre et symbolique, physiquement et émotionnellement.

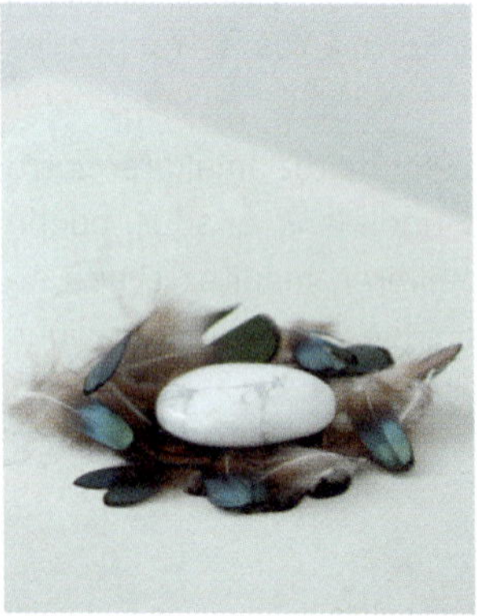

Son message La howlite assèche vos débordements, tant sur le plan physique que psychologique. Au lieu de décharger vos émotions sur les autres, elle vous apprend à les transmuter de façon saine en vous. Elle vous enseigne que, pour atteindre vos objectifs, vous n'avez pas besoin d'être impatient(e) ou en colère, et qu'un amour-propre équilibré est un ingrédient essentiel à l'ascension vers le bonheur. Vous pouvez alors vous exprimer de façon claire et calme pour enfin remettre de la fluidité dans votre quotidien.

ELLE EST POUR VOUS SI... Vous voulez comprendre vos vies passées ~ Vous voulez abandonner vos masques ~ Vous souhaitez dépasser la colère.

RITUEL PUISSANT DE LIBÉRATION Planifiez une soirée et choisissez une date que vous pourrez communiquer à des proches. En amont, écrivez une lettre qui peut comporter plusieurs chapitres, afin de vous libérer de choses qui vous pèsent, comme des peurs, des expériences passées ou encore des croyances négatives, en commençant par « Je me libère de... ». Vous pouvez également introduire différents sujets en fonction de vos besoins. Le soir du rituel venu, installez vos proches, allumez une ou plusieurs bougies, prenez votre pierre sur vous et lisez votre texte à haute voix. C'est un moment intime et intense, et c'est ce qui fait la puissance de ce rituel. Enfin, remerciez votre audience, retirez-vous un moment, puis revenez célébrer votre renaissance avec vos proches. Clôturez votre soirée par une méditation, une fois vos invités partis, pour intégrer vos nouvelles vibrations. Ce rituel inspiré de la méthode Festen est un puissant catalyseur de transformation profonde.

QUAND L'UTILISER ? Lorsque vous faites de la rétention d'eau, massez-vous avec des bâtons de howlite ~ Lorsque vous vous sentez submergé(e) d'émotions, méditez avec ~ Lorsque vous traversez une période difficile, placez-en dans chaque pièce.

MOTS-CLÉS Calme, introspection, ouverture

COULEUR Blanc marbré

CHAKRA Correspond au 6e

ÉQUILIBRE LES SIGNES Gémeaux, Scorpion, Poissons, Balance, Taureau

PURIFICATION Eau ou fumigation

PROVENANCE États-Unis

PRIX Faible

SYMBOLIQUE ORACLE
« Trouvez un moyen de relâcher toutes les émotions dont vous n'avez plus besoin. »

ELLE AIDE POUR... La rétention d'eau. Les douleurs dentaires et osseuses. La mauvaise circulation sanguine.

Jade, le chanceux

Cet emblème de Chine représente la magie des pierres pour moi. Et les statuettes taillées de toutes formes que je croise en Asie lors de mes voyages ravivent chaque fois l'enchantement.

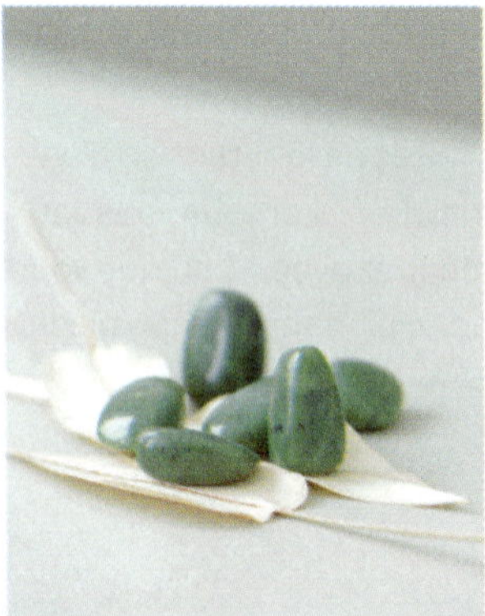

Son message Symbole de prospérité, de fécondité et de protection en Chine depuis la nuit des temps, le jade équilibre le yin et le yang de votre organisme. Si vous dormez avec lui, il vous accompagnera dans vos rêves afin de mieux vous guider dans vos choix de vie. Grâce à lui, vous comprenez que vous êtes une âme avec un but spirituel dans un corps humain, et non un humain avec des capacités spirituelles. Vous êtes ainsi en mesure d'attirer à vous réussite et abondance en conservant la gratitude dans votre cœur. Il vous aidera à vous délester des toxines et pensées négatives afin de vous réveiller chaque matin avec une nouvelle énergie.

IL EST POUR VOUS SI... Vous souhaitez retrouver l'équilibre ~ Vous voulez vivre le plus longtemps possible en bonne santé ~ Vous allez bientôt être parent.

RITUEL POUR AVANCER VERS VOTRE MISSION DE VIE Installez-vous confortablement avec votre pierre et prenez une feuille. En vous inspirant de l'ikigai, méthode de développement personnel japonaise, dessinez 4 cercles entrecroisés et formant un espace commun au centre. Dans chacun des cercles externes, écrivez : *ce que j'aime, ce pour quoi je suis doué, ce par quoi je peux gagner ma vie, ce dont le monde a besoin*. Remplissez ces catégories, puis analysez les éléments qui se recoupent pour trouver votre vie idéale au milieu : votre ikigai, la mission qui donne du sens à votre vie et constitue votre joie de vivre. Puis fermez les yeux et méditez : quelles inspirations vous viennent pour vous réaliser ? Remerciez votre cristal et clôturez le rituel.

QUAND L'UTILISER ? Lorsque vous souhaitez attirer l'abondance, placez-le dans votre porte-monnaie ~ Lorsque vous allez être parent, placez-le dans le berceau du futur bébé ~ Lorsque vous souhaitez retrouver la paix, portez-le près de votre cœur.

MOTS-CLÉS Stabilité, santé, réussite

COULEUR Vert

CHAKRA Correspond aux 4e et 6e

ÉQUILIBRE LES SIGNES Bélier, Taureau, Gémeaux, Balance, Verseau

PURIFICATION Eau ou fumigation

PROVENANCE Canada, Chine, États-Unis, Myanmar, Guatemala, Italie, Russie

PRIX Élevé

SYMBOLIQUE ORACLE
« Votre chance va finir par tourner, gardez la foi et le sourire. »

IL AIDE POUR... Les fortes douleurs avant et pendant les règles. La peau et les cheveux abîmés. Les déséquilibres hormonaux.

Jaspe mokaïte, le chamanique

Cette pierre à hautes fréquences est très répandue dans le monde chamanique, c'est certainement pour cela que je me sens reliée à lui et attirée par ses belles couleurs.

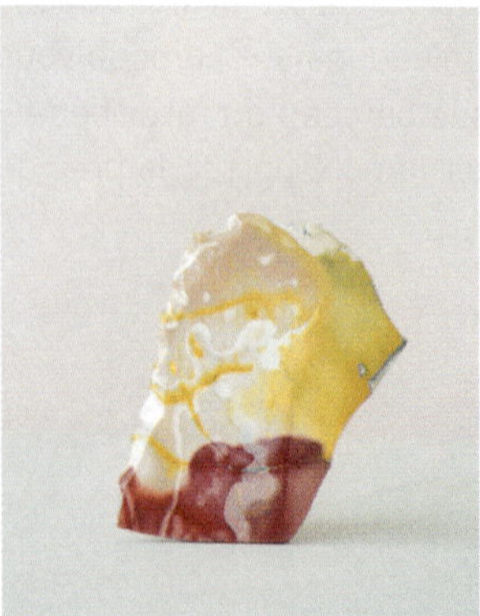

Son message Pierre chamanique, le jaspe mokaïte est connecté aux rêves et à la sagesse ancestrale. Il vous soutient lorsque vous menez des batailles sur plusieurs fronts, vous aidant à trouver l'énergie suffisante, la compassion et la résilience en vous. Il ouvre vos différents chemins de vie, pour choisir en conscience celui qui vous convient le mieux sur tous les plans. Il développe votre respect pour vous-même, ainsi vous pourrez poser vos limites, trouver votre mode de vie idéal et déployer vos qualités et votre amour inconditionnel dans le monde.

IL EST POUR VOUS SI... Vous voulez retrouver la joie de vivre ~ Vous êtes dans une période de changement et avez besoin de courage ~ Vous avez besoin de faire le bon choix.

RITUEL DU VOYAGE AU TAMBOUR Munissez-vous d'un tambour ou d'un son sur Internet que vous écouterez avec un casque. Installez-vous confortablement, nettoyez les énergies de votre espace sacré avec de la sauge ou du palo santo. Prenez votre pierre dans une poche, en pendentif ou près de vous et fermez les yeux. Commencez à battre du tambour ou à l'écouter, concentrez-vous quelques instants sur la gravité de votre corps sur le sol ou la chaise. Visualisez un endroit où vous vous sentez bien, puis une porte ou un accès vers un autre monde. Empruntez cette porte et laissez-vous embarquer. Ne contrôlez ni ne jugez pas les symboles de votre inconscient. Au bout d'une dizaine de minutes, arrêtez le battement de tambour et prenez quelques notes si besoin. Terminez le rituel et remerciez la pierre pour ce voyage.

QUAND L'UTILISER ? Lorsque vous faites des voyages au tambour, prenez-le dans votre main ~ Lorsque vous faites des pratiques chamaniques, placez-le sur votre autel ~ Lorsque vous êtes dans une période de changement, pratiquez la visualisation positive avec lui.

MOTS-CLÉS Flexibilité, vitalité, protection

COULEUR Jaune, marron, rouge, crème

CHAKRA Correspond aux 1er, 2e et 3e

ÉQUILIBRE LES SIGNES Lion, Scorpion, Poissons, Cancer, Verseau

PURIFICATION Eau ou fumigation

PROVENANCE Australie

PRIX Faible

SYMBOLIQUE ORACLE
« Votre flexibilité vous permettra de trouver ce qui vous convient le mieux sur tous les plans. »

IL AIDE POUR… La santé fragile. Les douleurs au niveau du petit bassin. Les douleurs intestinales.

Jaspe rouge, l'énergique

C'est la pierre que je prends avec moi chaque fois que je me sens à plat et que j'ai besoin de mener de front des projets.

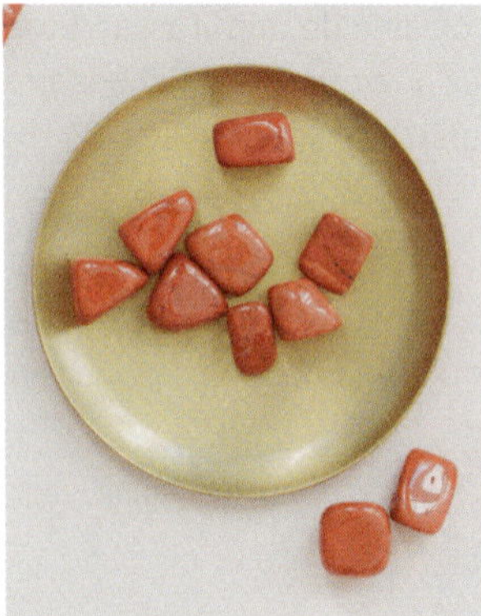

Son message Le jaspe rouge, symbole de courage et de persévérance, vous relie directement au centre de la Terre afin d'y puiser votre énergie. Il éclaire votre route, vous montre quels sont les obstacles auxquels vous attaquer, et ainsi vous permet d'avancer plus sereinement. Avec lui, vous serez protégé(e) de l'agressivité environnante grâce à ses facultés de bouclier protecteur. Pierre de passion, c'est également un compagnon fidèle pour explorer et développer votre sexualité en conscience, afin de trouver votre équilibre dans votre intimité. Offrez-vous à ses côtés une renaissance, un baptême énergétique qui vous fera entrer dans une nouvelle phase de votre vie.

IL EST POUR VOUS SI... Vous avez besoin de retrouver de l'énergie ~ Vous vous lancez dans de nouveaux projets ~ Vous voulez éveiller votre sensualité.

RITUEL DE RÉVEIL ÉNERGÉTIQUE Afin de bien commencer votre journée, prenez votre pierre dans votre poche, puis placez-vous debout. Commencez par tapoter votre visage, votre crâne, puis descendez le long de votre cou, votre torse, vos bras, vos jambes, etc. Une fois que vous avez tapoté tout votre corps, sautillez doucement et secouez vos membres de façon instinctive. Puis sautez de plus en plus haut et affichez un grand sourire sur votre visage. Enfin, placez les bras sur les hanches comme un superhéros et répétez 3 fois l'affirmation : « Cette journée sera belle et remplie d'amour. » Terminez par des mouvements intuitifs avant de clôturer ce rituel matinal. Remerciez votre pierre et gardez-la sur vous toute la journée.

QUAND L'UTILISER ? Lorsque vous vous sentez fatigué(e) au bureau, placez-le sur vos cuisses ~ Lorsque vous devez faire un choix, méditez avec ~ Lorsque vous voulez retrouver de l'énergie, portez-le sur vous.

MOTS-CLÉS Passion, motivation, dynamisme

COULEUR Rouge

CHAKRA Correspond au 1er

ÉQUILIBRE LES SIGNES Verseau, Gémeaux, Balance, Scorpion

PURIFICATION Eau ou fumigation

PROVENANCE Allemagne, Inde, États-Unis

PRIX Faible

SYMBOLIQUE ORACLE
« Faites des activités qui vous ressourcent afin de nourrir votre vitalité. »

IL AIDE POUR... La fatigue fréquente. La constipation. Les problèmes sanguins.

Kunzite, la bienveillante

Je la trouve très puissante pour guérir les blessures du cœur et réapprendre à faire confiance. Nous devrions tous croiser son chemin dans notre vie.

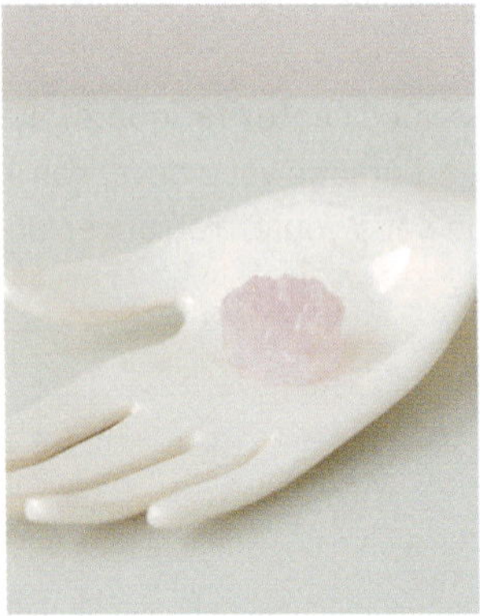

Son message Avec ses vibrations très élevées, la kunzite incarne l'amour inconditionnel. Si vous avez tendance à vous dévaloriser, à voir la vie en gris et à ressasser le négatif, elle vous offre ses douces énergies maternelles. Si vous vous sentez submergé(e) par les foules et le chaos de la vie, elle vous place dans une bulle de protection afin que vous puissiez prendre de la distance. Si vous avez l'impression d'être devenu(e) un adulte trop rapidement, elle vous autorise à retrouver votre innocence. Elle vous prend dans ses bras et vous invite à laisser les larmes couler, à lâcher vos résistances et les émotions coincées dans votre poitrine et votre gorge.

ELLE EST POUR VOUS SI... Vous voulez aimer à nouveau ~ Vous avez besoin de réapprendre à vous aimer ~ Vous souhaitez accueillir la compassion et la gratitude dans votre vie.

RITUEL DU CERCLE DE PAROLES POUR OUVRIR VOTRE CŒUR Invitez chez vous des femmes et/ou des hommes pour partager autour de thématiques choisies à l'aide d'un bâton de parole. Prenez votre pierre avec vous, puis invitez chacun(e) à se poser et à respirer en conscience. Proposez un sujet : la bienveillance, la frustration ou encore la relation de couple, et partagez tour à tour lorsque vous tenez le bâton de parole. Écoutez-vous sans juger ni donner de conseil, simplement en silence et avec bienveillance. Les blessures des uns vont faire écho à celles des autres, et cela vous permettra de guérir ensemble, de puiser la force pour vous sentir davantage en harmonie et serein. Une fois terminé, remerciez la pierre.

QUAND L'UTILISER ? Lorsque vous accompagnez quelqu'un en thérapie, portez-la dans votre main gauche ~ Lorsque vous vous sentez envahi(e) par les émotions des autres, portez-la sur vous ~ Lorsque vous êtes addict à quelque chose, portez-la en bijou.

MOTS-CLÉS Amour, soutien, compréhension

COULEUR Rose transparent

CHAKRA Correspond au 4e

ÉQUILIBRE LES SIGNES Bélier, Taureau, Lion, Balance, Scorpion

PURIFICATION Eau ou fumigation

PROVENANCE Afghanistan, Brésil, Madagascar, États-Unis, Myanmar

PRIX Élevé

SYMBOLIQUE ORACLE
« Sachez que derrière chaque être difficile à comprendre se cache un enfant blessé. »

ELLE AIDE POUR... Les déséquilibres hormonaux. Les addictions. Les douleurs de règles.

Labradorite, la thérapeute

En tant qu'accompagnante, je la garde toujours près de moi lors des soins ou consultations, c'est l'ultime bouclier contre les énergies dont nous n'avons pas besoin.

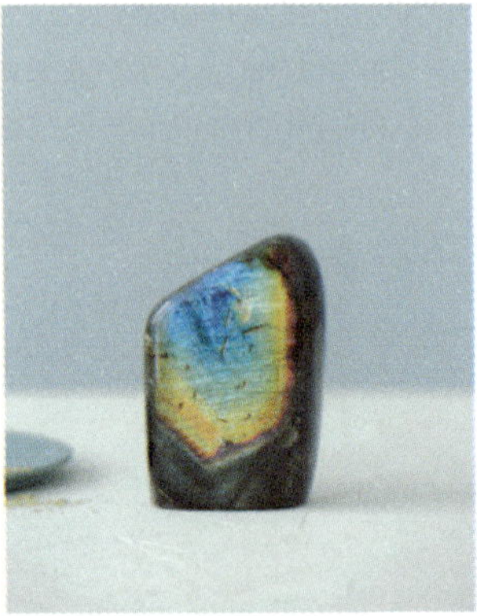

Son message La labradorite apparaît dans votre vie lorsque vous êtes à l'aube d'une grande transformation, prêt(e) à entamer un nouveau chapitre de votre vie. Pierre du thérapeute, elle vous protège des énergies indésirables sans couper votre connexion émotionnelle aux autres. Elle dissout vos peurs et insécurités en vous rappelant que vous trouverez toujours des ressources en vous pour vous en sortir. Elle vous protège également des énergies vampires, les énergies de ceux qui se projettent sur vous, afin de vous sentir protégé(e) et capable de vous exposer sans crainte.

ELLE EST POUR VOUS SI... Vous faites un métier d'accompagnement ~ Vous êtes dans une phase de transformation ~ Vous voulez dépasser vos peurs.

RITUEL DE CONNEXION Installez-vous confortablement avec votre cristal et prenez 3 grandes inspirations pour vous centrer sur vos sensations et clarifier vos pensées. Vous pouvez allumer une bougie et demander à vos guides (même si vous ne les connaissez pas) de vous accompagner. Prenez la photo d'un proche ou pensez à quelqu'un que vous connaissez bien. Prenez quelques instants pour vous connecter à cette personne. Puis fermez les yeux et laissez venir à vous de façon intuitive les mots, images ou sensations. Prenez des notes au fil de vos ressentis. Enfin, clôturez votre rituel et remerciez votre pierre. Vous pouvez contacter cette personne afin de vérifier si vos intuitions étaient justes et ainsi améliorer au fur et à mesure vos capacités médiumniques et intuitives.

QUAND L'UTILISER ? Lorsque vous êtes avec quelqu'un, pour ne pas absorber ses émotions, tenez-la dans votre main gauche ~ Lorsque vous avez une décision courageuse à prendre, méditez avec ~ Lorsque vous faites un soin ou un accompagnement thérapeutique, posez-la dans la pièce.

MOTS-CLÉS Intuition, connexion, protection

COULEUR Gris avec des reflets bleus, verts, rouges, or

CHAKRA Correspond aux 6e et 7e

ÉQUILIBRE LES SIGNES Lion, Scorpion, Sagittaire, Poissons, Cancer

PURIFICATION Eau ou fumigation

PROVENANCE Canada, Madagascar, Norvège, Russie, Finlande, Groenland

PRIX Faible

SYMBOLIQUE ORACLE
« Acceptez de mourir à certaines parties de vous, pour muer et vous transformer. »

ELLE AIDE POUR... La mauvaise digestion. Les verrues. Les maux de tête.

Lapis-lazuli, l'intuitif

Avec sa connotation égyptienne, c'est un de mes favoris pour méditer et travailler, il est incroyablement puissant et beau.

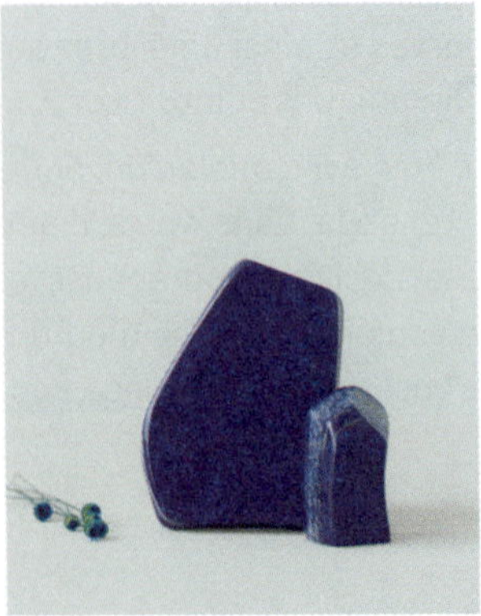

Son message Pierre vénérée des Égyptiens, le lapis-lazuli accompagnait les morts dans l'immortalité. Pierre de transformation et de foi, il déploie votre intuition tout en équilibrant votre ego spirituel. Il développe vos capacités orales et votre mémoire pour améliorer vos prises de parole en public. Il stimule aussi la créativité spirituelle et connectée, vous aidant à canaliser plus facilement les énergies à peindre, écrire ou dire. Pierre de vérité, il vous rend plus honnête, droit(e) et juste, tout en avivant votre compassion et votre lumière. Enfin, il éloigne la cruauté, les liens toxiques et la perversion narcissique s'ils ont tendance à se répéter dans votre quotidien.

IL EST POUR VOUS SI... Vous voulez développer votre intuition ~ Vous avez besoin de stimuler votre mémoire ~ Vous devez accueillir et affronter des situations difficiles.

RITUEL D'ÉCRITURE AUTOMATIQUE Accompagné(e) de votre cristal, installez-vous et prenez 3 grandes inspirations pour vous centrer sur vos sensations et clarifier vos pensées. Munissez-vous d'une feuille et d'un stylo, puis fermez les yeux quelques instants. Vous pouvez diffuser une musique relaxante ou bien écouter le son d'un instrument pour vous connecter à votre intuition. Puis ouvrez les yeux et laissez les mots s'écrire sur le papier sans les contrôler. Ne jugez pas, ne réfléchissez pas, écrivez tant que les mots viennent. Enfin, remerciez la pierre et relisez ce que votre âme ou votre inconscient ont souhaité vous transmettre. Clôturez votre rituel et nettoyez votre cristal.

QUAND L'UTILISER ? Lorsque vous souhaitez faire de l'écriture automatique, prenez-le dans votre main libre ~ Lorsque vous devez écouter votre intuition, portez-le sur vous ~ En période d'examens, placez-en plusieurs dans votre bureau pour stimuler la mémoire.

MOTS-CLÉS Transformation, vérité, foi

COULEUR Bleu avec inclusions dorées

CHAKRA Correspond aux 5e, 6e et 7e

ÉQUILIBRE LES SIGNES Sagittaire, Vierge, Taureau, Capricorne, Bélier

PURIFICATION Fumigation

PROVENANCE Russie, Afghanistan, Chili, Italie, États-Unis, Moyen-Orient

PRIX Moyen

SYMBOLIQUE ORACLE
« Votre intuition sait ce qui est bon pour vous, il est temps de l'écouter. »

IL AIDE POUR... Les insomnies. Les vertiges. Les maux de dos.

Larimar, l'aquatique

Cette pierre me rappelle le bleu des océans, ses énergies me donnent l'impression d'être une sirène.

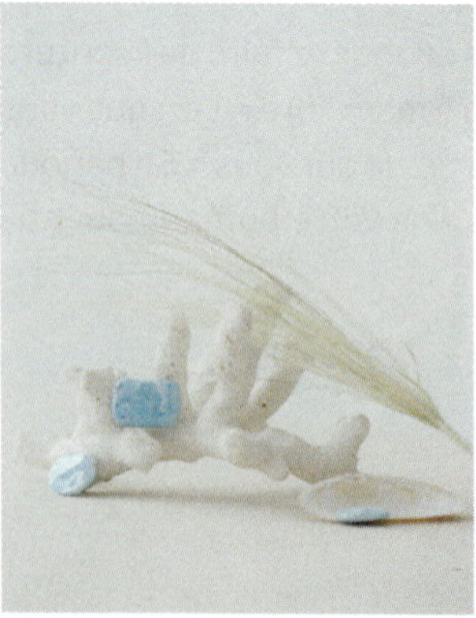

Son message Le larimar, avec ses hautes vibrations aquatiques, restaure vos énergies sur tous les plans après un travail intense sur vous-même. Il dissipe vos comportements autodestructeurs afin que vous retrouviez votre amour personnel, et il vous accompagne sur votre juste voie. Si vous avez tendance à alterner les émotions au point d'être épuisé(e), il vous aide à renouer avec votre enfant intérieur et à retrouver l'harmonie. Il vous reconnecte aux cycles de la nature et des éléments, vous enseigne que rien n'est permanent et que, lorsqu'une vague survient, vous avez le choix de surfer dessus plutôt que de vous y noyer.

IL EST POUR VOUS SI... Vous avez besoin de lâcher des émotions stagnantes ~ Vous voulez sortir de la dépendance affective ~ Vous souhaitez vous reconnecter aux rythmes de la nature.

RITUEL POUR ACCOMPAGNER LA GUÉRISON Avec votre cristal en mains, installez-vous confortablement, assis(e) ou allongé(e), et synchronisez-vous quelques instants sur votre respiration. Fermez les yeux et focalisez votre attention sur l'air qui entre et sort de vos narines afin d'apaiser votre mental. Chaque fois qu'une douleur physique ou un inconfort apparaît, envoyez une lumière dorée sur la zone à chaque expiration. Puis revenez à une méditation classique. Si une autre sensation désagréable apparaît, recommencez le processus. Continuez jusqu'à ce que vous vous sentiez plus apaisé(e). Terminez votre méditation, remerciez votre pierre et nettoyez-la avant de la ranger précieusement.

QUAND L'UTILISER ? Lorsque vous devez libérer des émotions, méditez avec ~ Lorsque vous souhaitez vous écouter davantage, portez-le sur vous ~ Lorsque votre enfant semble perturbé, placez-le sous son lit.

MOTS-CLÉS Acceptation, diplomatie, sagesse

COULEUR Bleu clair, vert, gris

CHAKRA Correspond aux 4e et 5e

ÉQUILIBRE LES SIGNES Lion, Vierge, Capricorne, Bélier

PURIFICATION Fumigation

PROVENANCE République dominicaine, Bahamas

PRIX Élevé

SYMBOLIQUE ORACLE
« Retrouvez le lien avec l'eau et passez du temps en sa compagnie. »

IL AIDE POUR... Les cartilages fragiles ou blessés. La perte de cheveux. Les douleurs aux pieds.

Larme d'Apache, la compréhensive

J'aime cette légende racontant qu'elle a été formée par les femmes amérindiennes pleurant leurs hommes. À présent, leurs larmes ancrées dans cette pierre soignent nos chagrins.

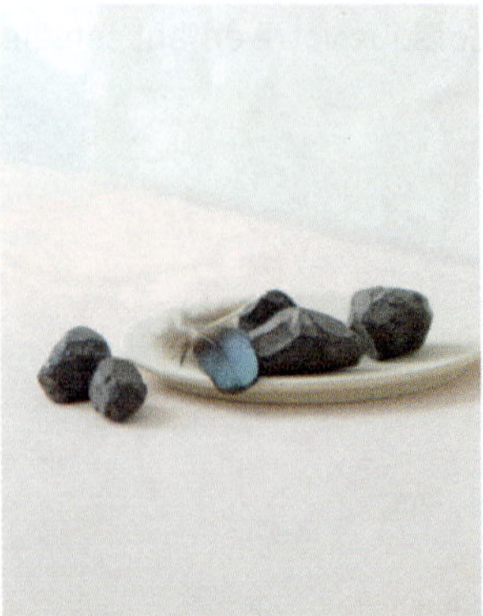

Son message Autrefois utilisée contre les morsures de serpent, la larme d'Apache vous accompagne aujourd'hui pour accorder votre pardon aux personnes qui vous ont blessé(e) ou offensé(e). Pardonner libère les énergies coincées dans le cœur et vous permet d'y faire de la place pour y accueillir à nouveau l'amour. Elle apaise votre chagrin et vous aide à identifier la racine de votre tristesse afin de la soigner. C'est également la pierre protectrice lorsque vous avez besoin de retrouver votre alignement et votre ancrage. Enfin, elle incarne la spontanéité : connectez-vous à vos instincts, laissez-vous davantage guider par eux plutôt que par un mental trop agité.

ELLE EST POUR VOUS SI... Vous avez besoin de pardonner ~ Vous voulez retrouver votre spontanéité ~ Vous voulez abandonner vos émotions négatives.

RITUEL DE PARDON Installez-vous avec votre pierre, fermez les yeux, prenez 3 grandes respirations et connectez-vous à vos sensations corporelles. Notez le nom de toutes les personnes à qui vous avez quelque chose à pardonner. Vous pouvez vous inclure, car nous avons tendance à beaucoup nous juger ! Écrivez en face de chacune d'elles : « Je vous pardonne pour… » Parfois, cela sera trop difficile, revenez-y plus tard, plusieurs mois, voire plusieurs années après. Une fois votre liste terminée, pliez-la et déposez-la sur votre cœur. Vous pouvez répéter : « Je vous pardonne, merci. » Terminez le rituel.

QUAND L'UTILISER ? Pour dépasser le sentiment de rancune, portez-la sur vous ~ Pour pardonner, visualisez la personne à pardonner en méditant avec ~ Lorsque vous avez un enfant en colère, placez-la dans sa chambre.

MOTS-CLÉS Évolution, pardon, spontanéité

COULEUR Noir-brun translucide

CHAKRA Correspond au 1er

ÉQUILIBRE LES SIGNES Bélier, Verseau, Sagittaire

PURIFICATION Eau ou fumigation

PROVENANCE États-Unis, Mexique

PRIX Faible

SYMBOLIQUE ORACLE
« Pleurer est parfois nécessaire afin de se purifier et de se libérer des fardeaux. »

ELLE AIDE POUR… Les crampes musculaires. Les genoux fragiles. Les carences en vitamines.

Lépidolite, la salvatrice

Cette pierre est idéale lorsque je passe de longues heures devant l'ordinateur car elle a la capacité de diminuer le stress et de protéger des ondes négatives.

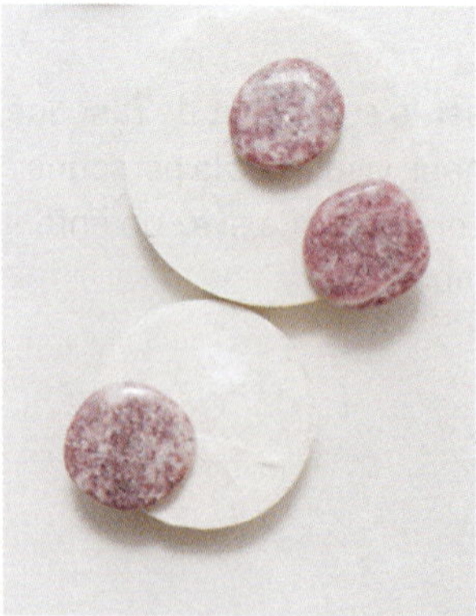

Son message La lépidolite vous réconcilie avec toutes les facettes de votre être profond. Lorsque vous vous sentez perdu(e), elle vous rappelle que vous possédez toutes les réponses en vous afin de trouver votre juste place. Si vous traversez une période difficile, que vous souffrez d'addictions ou de dépendances, elle vous prend dans ses bras, vous rassure et vous redonne confiance en l'avenir. Elle dissipe les pensées obsessionnelles et les dépendances affectives. Elle remet de la légèreté et de l'espoir dans votre quotidien lorsqu'il vous semble si noir. Avec elle, votre vie peut prendre un nouveau départ si vous l'osez.

ELLE EST POUR VOUS SI... Vous faites des cauchemars ~ Vous êtes dans une période de grand stress ~ Vous voulez faire confiance à votre cœur.

RITUEL DE TRANSMUTATION Installez-vous avec votre pierre, allumez une bougie ou un encens et fermez les yeux quelques minutes. Prenez 3 grandes respirations et connectez-vous à vos sensations et émotions. Puis prenez une feuille et notez tout ce qui vous pèse et que vous avez besoin d'abandonner.

Écrivez sans vous arrêter et sans réfléchir. Une fois que vous avez terminé, froissez le tout en boule et débarrassez-vous-en par le moyen de votre choix suivant votre intuition : vous pouvez la jeter le plus loin possible, la brûler, la déchirer... Mais faites-le en conscience. Puis dites à haute voix : « Libre de mes choix et de mes pensées, j'entre désormais dans un nouvel espace où tout devient possible. » Terminez votre rituel, remerciez votre pierre et placez-la sous votre oreiller.

QUAND L'UTILISER ? Lorsque vous faites des cauchemars, placez-la sous votre oreiller ~ Lorsque vous êtes angoissé(e), prenez-la dans vos mains ~ Lorsque vous avez besoin de vous ouvrir à vos ressentis, portez-la près de votre cœur.

MOTS-CLÉS Indépendance, confiance, sécurité

COULEUR Incolore, gris, lavande, mauve

CHAKRA Correspond aux 4e, 6e et 7e

ÉQUILIBRE LES SIGNES Balance, Verseau, Poissons, Vierge, Scorpion

PURIFICATION Eau ou fumigation

PROVENANCE Brésil, Russie, États-Unis, République dominicaine

PRIX Faible

SYMBOLIQUE ORACLE
« Soyez davantage bienveillant(e) envers vous-même et les autres. »

ELLE AIDE POUR... Lorsque l'accouchement est proche. Les crampes. Les addictions.

Malachite, la guérisseuse

Avec sa structure mystérieuse, c'est l'une de mes préférées. J'en possède une grosse dans ma chambre que je porte près de mon cœur lorsque je me sens triste.

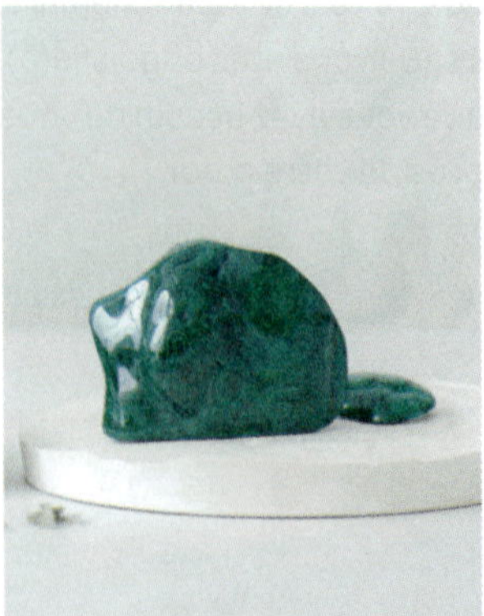

Son message Autrefois utilisée pour protéger du mauvais œil, la malachite est un guérisseur puissant. Pierre de transformation, elle vous montre ce qui bloque votre croissance spirituelle et psychique afin que vous puissiez prendre vos responsabilités et lever les obstacles. Elle absorbe toutes les pensées, émotions, énergies et pollutions négatives. Il est judicieux de l'accueillir dans votre vie lorsque vous êtes à un carrefour, après une mauvaise période, et que vous souhaitez entrer dans une nouvelle phase de votre existence. Elle vous aidera à panser vos plaies et combler vos manques, vous redonnant foi en l'amour.

ELLE EST POUR VOUS SI… Vous avez besoin de guérir les blessures du passé ~ Vous faites un travail sur vous pour dépasser vos blocages ~ Vous voulez couper les liens avec des personnes toxiques.

RITUEL POUR GAGNER EN SAGESSE Installez-vous confortablement avec votre cristal, respirez et apaisez votre esprit. Découpez une feuille en 10 petits papiers. Sur chacun d'eux, inscrivez vos 10 expériences difficiles, tristes ou compliquées. Classez-les dans l'ordre chronologique puis, au dos de chacun, notez ce que chacune vous a apporté, la leçon que vous avez apprise ou la force que vous en avez retirée. Ensuite, prenez chaque papier et lisez à haute voix les expériences négatives. Chaque fois, dites « Merci et adieu », puis déchirez le papier. Enfin, écoutez quelques minutes ce qui se passe en vous, puis disposez des papiers selon votre intuition. Clôturez le rituel et nettoyez votre cristal.

QUAND L'UTILISER ? Lorsque vous sortez d'une rupture, placez-la sur votre cœur ~ Lorsque vous avez besoin de guérir, portez-la près du cœur ~ Lorsque vous avez besoin de réconfort, placez-la sur votre table de chevet.

MOTS-CLÉS Compassion, guérison, transformation

COULEUR Vert avec différentes strates et teintes

CHAKRA Correspond au 4e

ÉQUILIBRE LES SIGNES Scorpion, Capricorne, Cancer, Poissons, Sagittaire

PURIFICATION Eau ou fumigation

PROVENANCE Congo, États-Unis, Australie, Europe, Chili, Zambie, Moyen-Orient

PRIX Moyen

SYMBOLIQUE ORACLE
« Lo passé n'est plus, le futur est inconnu, seul le présent compte. »

ELLE AIDE POUR... La guérison lorsqu'on a besoin d'être accompagné. Les inflammations chroniques. Les crises d'angoisse.

Moldavite, la sorcière

Cette pierre à l'origine fascinante m'accompagne lorsque je me sens déracinée et que j'ai besoin de retrouver la sérénité.

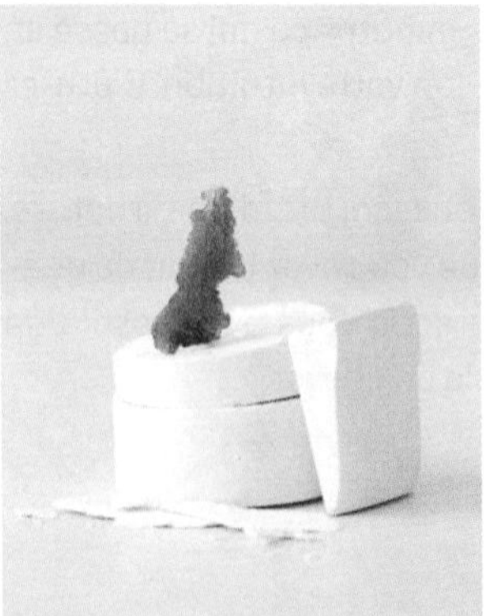

Son message Pierre extraterrestre née d'une chute de météorite sur la Terre, la moldavite construit un pont entre vous et le ciel dans votre cœur. Elle vous met en contact avec vos guides et alliés spirituels, pour qu'ils vous apprennent votre juste mission dans cette vie. Connectée aux archives akashiques et au karma, elle peut également vous accompagner si vous vous êtes toujours senti(e) différent(e) et parfois seul(e), comme si l'incarnation était un fardeau difficile à porter. Avec elle, vous n'aurez plus besoin de vous inquiéter pour l'avenir car vous saurez ce qui est juste, et l'abondance se manifestera naturellement à travers vos intentions.

ELLE EST POUR VOUS SI... Vous avez besoin de vous reconnecter à votre essence ~ Vous devez dépasser les peurs liées à l'insécurité ~ Vous voulez retrouver l'équilibre entre votre intuition et votre mental.

RITUEL DE SILENCE Portez votre cristal sur vous et posez l'intention de rester dans le silence toute la journée. Mettez votre téléphone en mode avion, faites-vous une tisane et apprenez la contemplation. Écrivez vos pensées et émotions, observez ce qui émerge en vous et comment vous vivez cet isolement momentané. Vous pouvez décider de le faire pendant plusieurs jours. C'est aussi l'occasion de vous créer un autel, un espace sacré, avec des bougies, de faire brûler de la sauge et de méditer. Profitez-en également pour sortir vos crayons de couleur ou peintures. Enfin, nettoyez votre pierre, puis reprenez vos activités en douceur. Ce rituel permettra d'entrer en profonde connexion avec vous-même, en vous coupant des sollicitations et opinions extérieures.

QUAND L'UTILISER ? Pour vous transformer de l'intérieur, méditez avec elle ~ Lorsque vous vous sentez vidé(e), placez-la dans votre poche ou soutien-gorge ~ Lorsque vous essayez différentes techniques spirituelles, gardez-la près de vous.

MOTS-CLÉS Transmutation, amplification, élévation

COULEUR Vert foncé

CHAKRA Correspond aux 4e et 6e

ÉQUILIBRE LES SIGNES Vierge, Taureau, Sagittaire

PURIFICATION Fumigation

PROVENANCE République tchèque, Allemagne, Moldavie

PRIX Élevé

SYMBOLIQUE ORACLE

« Prenez du temps en solitaire afin de sonder les profondeurs de votre inconscient. »

ELLE AIDE POUR… Le manque d'énergie. La sensation d'être déconnecté de son corps. Les oppressions dans la poitrine.

Morganite, l'accueillante

Cette douce pierre rose est un complément précieux aux cristaux de cœur, elle me fascine par sa beauté et son aura.

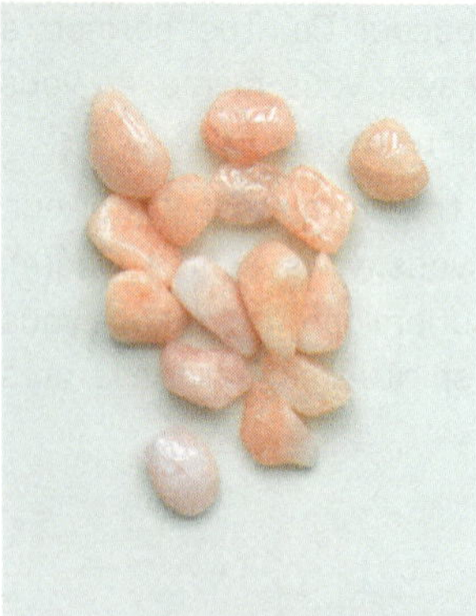

Son message Elle développe l'amour dans votre cœur afin que vous puissiez profiter de chaque instant comme si c'était le dernier. La morganite vous enseigne que la fuite n'est pas la solution à vos problèmes, mais qu'il faut identifier vos blocages et les dépasser. Elle pointe du doigt vos besoins et vous aide à y répondre, à prendre soin de vous, plutôt que vous enfermer dans votre sentiment d'être une victime ou dans vos mécanismes d'autodestruction. Vous aurez désormais la capacité de faire ce qui est bon pour vous, de vous écouter et de réinstaurer l'harmonie et la paix au fond de votre âme.

ELLE EST POUR VOUS SI… Vous voulez dépasser votre peur d'aimer ~ Votre corps a besoin de relâcher des tensions émotionnelles ~ Vous voulez accepter la guérison.

RITUEL POUR ACCUEILLIR L'ENFANT INTÉRIEUR Installez-vous confortablement en position de méditation avec votre cristal, prenez plusieurs grandes respirations et visualisez-vous lorsque vous étiez enfant, à l'âge qu'il vous convient. Observez son énergie, son apparence, s'il vous fait passer des messages concrets, des mots ou des images, son attitude…

Lorsque vous êtes prêt(e), ouvrez les yeux et dessinez cet enfant intérieur. Laissez les couleurs et les formes se poser sur le papier sans faire intervenir votre mental. Quand vous avez fini, observez le résultat et essayez de voir si certaines symboliques apparaissent, les pensées ou sentiments que cela provoque en vous. Clôturez votre rituel et remerciez votre pierre. Ce rituel vous permettra d'observer l'énergie que vous portez en vous et si certains besoins particuliers peuvent être entendus.

QUAND L'UTILISER ? Lorsque vous allez à un premier rendez-vous amoureux, portez-la sur vous ~ Lorsque vous souffrez de maux depuis longtemps, placez-la sous votre oreiller ~ Lorsque votre enfant est distant, faites-le-lui monter en bijou.

MOTS-CLÉS Compassion, compréhension, libération

COULEUR Rose

CHAKRA Correspond au 4e

ÉQUILIBRE LES SIGNES Balance, Verseau, Taureau, Vierge, Sagittaire

PURIFICATION Fumigation

PROVENANCE Brésil, Pakistan, États-Unis, Chine, Australie, Europe

PRIX Élevé

SYMBOLIQUE ORACLE
« C'est en accueillant l'autre avec empathie que vous serez capable de le comprendre. »

ELLE AIDE POUR... Les troubles respiratoires. Les suites d'un traitement médicamenteux. L'asthme.

Obsidienne noire, la sauvage

Lorsque je souhaite faire un travail sur moi, certaines situations se révèlent, elle m'y confronte.

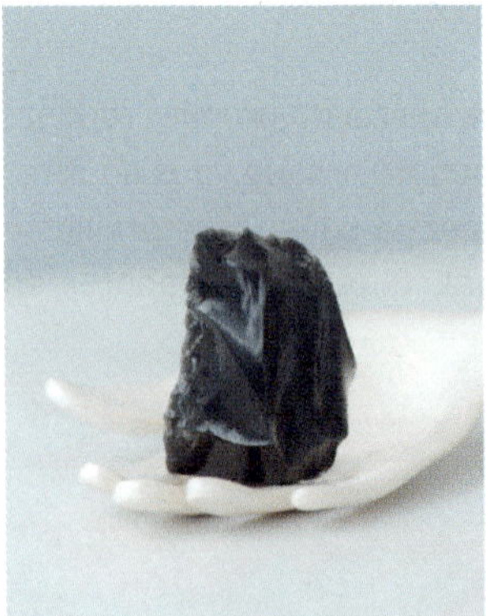

Son message Reine sacrée du Mexique et des ombres, l'obsidienne fait jaillir vos résistances et vos failles afin que vous puissiez en prendre conscience et les traverser. C'est la pierre idéale pour entamer un travail thérapeutique sur vous-même afin de grandir. Elle met également en lumière les blessures karmiques et les bagages transmis de génération en génération. Elle vous confère une protection puissante, tel un bouclier, ainsi que la capacité de savoir ce qui est bon pour vous. C'est une guerrière qui vous élèvera vers les prochaines étapes de votre cheminement spirituel, si vous savez la manier avec précaution et respect.

ELLE EST POUR VOUS SI… Vous voulez voir et transformer vos défauts ou blocages ~ Vous voulez vous protéger de votre entourage ~ Vous voulez comprendre votre héritage familial.

RITUEL POUR VOUS LIBÉRER DES MÉMOIRES TRANSGÉNÉRATIONNELLES En amont, demandez des informations à vos parents afin de réaliser votre arbre généalogique en remontant le plus loin possible. Installez-vous confortablement face à votre arbre avec votre pierre et notez, en face de chaque prénom, sa personnalité, son métier, ses traits de caractère, etc. Établissez des liens avec votre mode de vie, afin d'identifier vos héritages inconscients (blessures communes, métiers similaires, façons de penser...). Fermez les yeux, placez la feuille au niveau de votre corps et visualisez tous ces ancêtres, vivants ou non, et remerciez-les : « Merci de m'avoir porté(e) jusqu'ici, je suis aujourd'hui capable de faire mes propres choix et de me laisser guider par mon cœur. » Restez quelques instants, puis rangez la feuille et remerciez le cristal.

QUAND L'UTILISER ? Lorsque vous faites une thérapie sur votre généalogie, gardez-la avec vous ~ Lorsque vous allez à un repas de famille houleux, prenez-la dans vos mains ~ Lorsque vous souhaitez vous sentir puissant(e), méditez avec.

MOTS-CLÉS Protection, réflexion, maîtrise

COULEUR Noir avec parfois des reflets

CHAKRA Correspond au 1er

ÉQUILIBRE LES SIGNES Scorpion, Sagittaire, Capricorne, Poissons

PURIFICATION Eau ou fumigation

PROVENANCE Mexique

PRIX Faible

SYMBOLIQUE ORACLE
« L'heure est venue de vous libérer des croyances et conditionnements qui ne vous appartiennent plus. »

ELLE AIDE POUR... La libido en berne. La fragilité du côlon. Les maux d'intestin.

Œil-de-faucon, le visionnaire

Chaque fois que je me lance dans un projet et que j'ai besoin de discernement pour faire les bons choix, il m'accompagne dans mon sac à main.

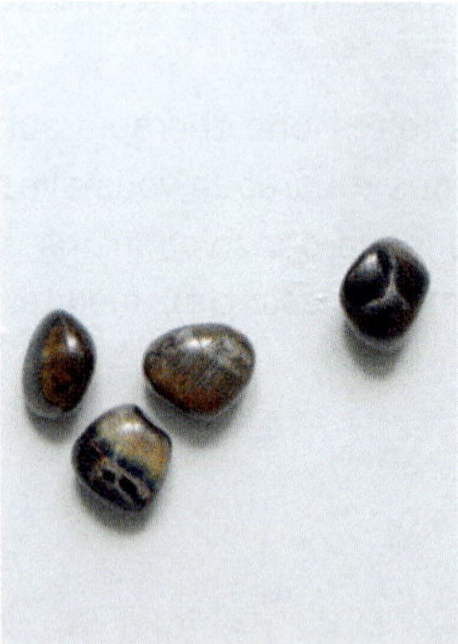

Son message L'œil-de-faucon développe vos capacités psychiques et visionnaires. C'est le meilleur allié des avant-gardistes, savants et créateurs. Il souffle à votre oreille des idées novatrices et vous accompagne afin que vous puissiez prendre des décisions éclairées. Il vous aide à dépasser vos mauvaises habitudes et à sortir des schémas négatifs répétitifs. Il apaise également la fierté mal placée et stimule la compassion. Vous serez alors en mesure de prendre vos responsabilités sans blâmer votre entourage. Observant vos mécanismes intérieurs comme des indicateurs, vous saurez répondre à vos besoins pour le développement de votre bonheur.

IL EST POUR VOUS SI… Vous avez besoin de vous fier à votre intuition ~ Vous voulez combattre des croyances négatives ~ Vous voulez atténuer votre pessimisme.

RITUEL D'OBSERVATION INTÉRIEURE Au réveil, prenez de profondes inspirations et munissez-vous de votre cristal. Posez l'intention de vous observer toute la journée. Chaque fois que vous souhaitez réagir, parler ou exprimer quelque chose, observez d'où cela vous vient : est-ce une réaction d'amour ou de joie ? Ou bien d'ego et de peur ? Notez vos observations tout au long de la journée. Puis, le soir, asseyez-vous tranquillement et méditez sur vos réactions. Pour les jours à venir, posez des intentions pour vous améliorer et développer la sérénité en vous. Remerciez votre pierre et pensez à la nettoyer avant de la conserver sur vous.

QUAND L'UTILISER ? Lorsque vous devez faire preuve de discernement, prenez-le dans votre main gauche ~ Lorsque vous travaillez sur un projet précis, placez-le sur le bureau ~ Lorsque vous avez des problèmes de vue, allongez-vous et placez-le sur votre front.

MOTS-CLÉS Vision, réalisation, acceptation

COULEUR Bleu foncé, noir

CHAKRA Correspond aux 1er et 6e

ÉQUILIBRE LES SIGNES Capricorne, Lion, Verseau, Vierge, Bélier

PURIFICATION Eau ou fumigation

PROVENANCE Afrique du Sud, États-Unis, Mexique, Inde, Australie

PRIX Faible

SYMBOLIQUE ORACLE

« Changez de regard sur la situation et vous serez en mesure d'en comprendre tous les enjeux. »

IL AIDE POUR… Les maux de tête. Les douleurs aux épaules ou cervicales. La faiblesse du système circulatoire.

Œil-de-tigre, le stimulant

C'est l'amulette que j'offre à tous mes amis masculins car il renforce la force et le courage.

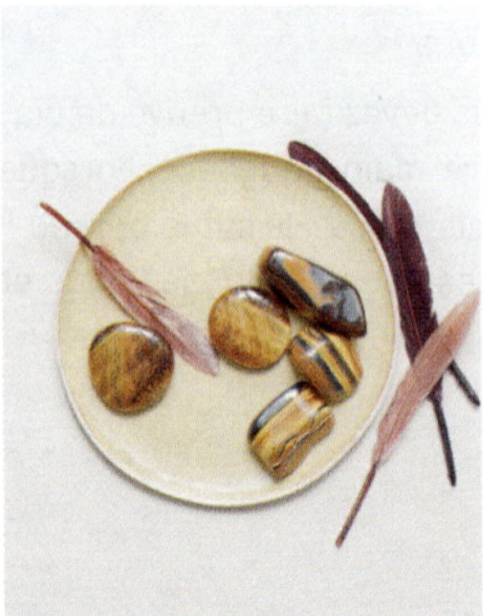

Son message L'œil-de-tigre, pierre protectrice et solaire, stimule l'estime et la confiance en soi. Il vous montre que vous êtes le/la seul(e) en droit de déterminer votre valeur, ce n'est pas le regard des autres qui vous définit. Il favorise la prise de décision et la justesse dans tous les projets professionnels. Cristal d'affirmation et de protection, il dissout les dépendances affectives et vous apprend à vous entourer de proches qui vous méritent et vous soutiennent. Grâce à lui, vous saurez déterminer vos aspirations et vos vrais besoins, faire le tri entre les désirs et la réalité. Avec ses polarités yang et son énergie d'action, c'est l'amulette des timides et des procrastineurs.

IL EST POUR VOUS SI… Vous voulez vous protéger du négatif ~ Vous voulez renforcer votre estime et votre confiance ~ Vous avez besoin de prendre des décisions pour votre avenir.

RITUEL POUR REBONDIR Avec votre cristal, installez-vous et prenez 3 grandes inspirations pour vous centrer sur vos sensations et clarifier vos pensées. Fermez les yeux et commencez à méditer sur une situation ou une relation qui vous pèse en ce moment. Visualisez la scène, puis, doucement, projetez la réaction idéale que vous pourriez avoir. Observez quelles sont les émotions qui vous traversent : vous sentez-vous soulagé(e) ? Si ce n'est pas le cas, alors ce n'est pas la bonne réaction. Faites défiler les alternatives jusqu'à ce que vous sentiez un relâchement physique. Vous savez désormais quelle est la solution pour ne plus subir cette situation au quotidien. Clôturez votre méditation, remerciez la pierre et conservez-la sur vous le reste de la journée.

QUAND L'UTILISER ? Lorsque vous désirez vous protéger des ondes négatives, tenez-le dans vos mains ~ Lorsque vous souhaitez renforcer votre volonté et votre confiance, portez-le en bijou ~ Lorsque vous devez reprendre du poil de la bête, allongez-vous et posez-le sur votre ventre.

MOTS-CLÉS Protection, affirmation, équilibre

COULEUR Or, jaune, brun

CHAKRA Correspond aux 3e et 6e

ÉQUILIBRE LES SIGNES Capricorne, Lion, Poissons, Cancer, Taureau

PURIFICATION Eau ou fumigation

PROVENANCE Afrique du Sud, États-Unis, Mexique, Inde, Australie

PRIX Faible

SYMBOLIQUE ORACLE
« Vous avez la capacité de mener à bien vos projets, croyez simplement en vous. »

IL AIDE POUR... La vue qui baisse. Les maux de ventre fréquents. La suite de fractures.

Onyx, le stabilisant

Étant Scorpion, je me sens proche de cette pierre qui invite à la sagesse et au centrage tout en donnant la capacité d'accueillir ses ombres. L'onyx protège lors des nuits sans lune.

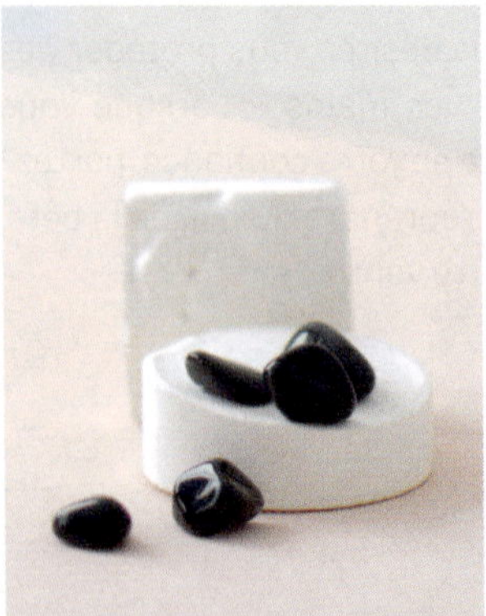

Son message L'onyx vous soutient lorsque la lune ne brille pas dans le ciel, il vous protège des ombres et des énergies indésirables au quotidien. Il vous libère de vos croyances et habitudes négatives afin de vous apporter l'autonomie dont vous avez besoin. Il vous accompagne pour reprendre votre pouvoir personnel et ne plus l'abandonner à qui que ce soit. Pierre noire, il vous apprend également à garder pour vous les rêves et les projets de votre jardin secret. Si vous avez tendance à vous éparpiller, il vous offre un centrage et un alignement en conscience.

IL EST POUR VOUS SI... Vous voulez vous séparer d'une relation toxique ~ Vous voulez travailler sur vos vies passées ~ Vous voulez être capable de maîtriser vos secrets et pensées.

RITUEL DE NETTOYAGE DE NOUVELLE LUNE Lors de la nouvelle lune ou quelques jours avant ou après, préparez votre espace sacré avec des bougies, faites brûler de la sauge ou du palo santo. Vous pouvez également mettre une musique qui vous plaît. Puis faites-vous couler un bain. Immergez quelques pierres dans l'eau, et ajoutez-y une poignée de sel rose de l'Himalaya, d'éventuels pétales de rose ou des herbes. Restez quelque temps dans le bain et visualisez toutes les expériences négatives du mois passé se dissoudre dans l'eau. Terminez par des pensées de gratitude, puis clôturez votre rituel et séchez vos pierres. Remerciez-les et rangez-les précieusement.

QUAND L'UTILISER ? Lorsque vous faites un bain de purification, placez-en dans l'eau ~ Lorsque vous souhaitez vous séparer de quelqu'un, portez-le sur vous ~ Lorsque vous devez retrouver la maîtrise, méditez avec.

MOTS-CLÉS Stabilité, force, calme

COULEUR Noir ou autres couleurs

CHAKRA Correspond au 1er

ÉQUILIBRE LES SIGNES Lion, Scorpion, Poissons, Verseau, Gémeaux, Balance

PURIFICATION Eau ou fumigation

PROVENANCE Chine, Inde, Italie, Mexique, Russie, Brésil, Afrique du Sud

PRIX Faible

SYMBOLIQUE ORACLE
« Une mauvaise habitude doit toujours être remplacée par une bonne. »

IL AIDE POUR... La fragilité des os. Les entorses fréquentes ou les douleurs aux pieds. Les maux de tête réguliers.

Opale verte, la lucide

C'est celle qui m'accompagne lorsque mes émotions débordent et viennent envahir mes pensées, lors des pleines lunes ou pendant mon cycle.

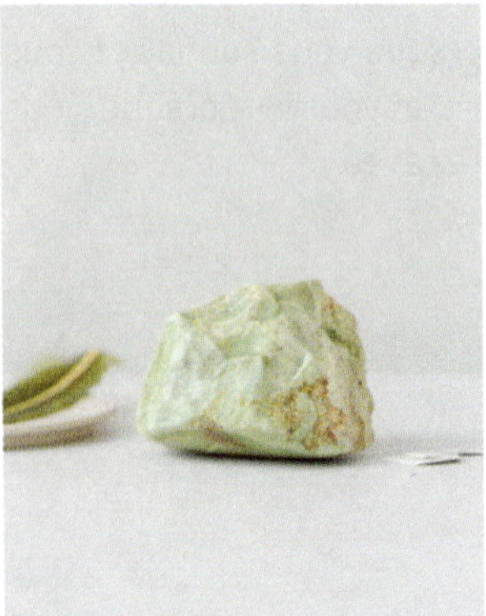

Son message L'opale verte vous offre un regard nouveau sur le monde. Avec elle, vous vous émerveillez de chaque rencontre et synchronicité dans votre vie. Elle vous libère de vos fardeaux émotionnels et blessures karmiques afin que vous puissiez reprendre votre route le cœur léger. Vous comptez, vous avez de la valeur et, grâce à elle, vous prenez conscience que tout le bien que vous faites finit toujours par vous revenir en cadeau. Elle stimule votre désir de vivre, votre passion et votre joie intérieure afin que vous deveniez l'étoile que vous êtes destiné(e) à incarner.

ELLE EST POUR VOUS SI... Vous avez besoin de voir le monde sous un autre angle ~ Vous voulez vous ouvrir davantage aux autres ~ Vous voulez libérer les émotions stagnantes.

RITUEL D'INTENTIONS Prenez quelques instants pour calmer votre mental et vous connecter à votre intuition. Accompagnez-vous de votre pierre et d'un oracle de votre choix. Allumez une bougie et faites brûler un peu de sauge pour purifier l'espace. Mélangez vos cartes, puis choisissez-en une que vous placez devant vous. Cette carte symbolise l'énergie avec laquelle travailler les prochaines semaines : lâcher prise, développer sa sensibilité ou encore ralentir pour se retrouver, par exemple. Vous pouvez également ouvrir un livre au hasard si vous n'avez pas d'oracle. Notez votre intention, puis clôturez votre rituel avec gratitude. Conservez la pierre sur vous pendant toute la période où vous souhaitez rester connecté(e) à cette intention.

QUAND L'UTILISER ? Quand vous devez lâcher vos résistances, placez-la sur votre cœur ~ Lorsque vous voulez soutenir votre système immunitaire, portez-la sur vous ~ Lorsque votre bébé pleure souvent, placez-la dans son berceau.

MOTS-CLÉS Ouverture, compréhension, confiance

COULEUR Vert clair

CHAKRA Correspond aux 4e et 6e

ÉQUILIBRE LES SIGNES Bélier, Cancer, Sagittaire, Poissons, Taureau

PURIFICATION Fumigation

PROVENANCE Pérou, Australie, Brésil, États-Unis, Tanzanie, Islande, Mexique

PRIX Faible

SYMBOLIQUE ORACLE
« Acceptez la situation telle qu'elle est et entrez dans la résilience avec gratitude. »

ELLE AIDE POUR... Les faiblesses du système immunitaire. La vulnérabilité aux maux de l'hiver. La mauvaise régulation de la température interne.

Péridot, le brillant

C'est une pierre dont je rêve depuis longtemps. Précieux, cher et rare, c'est le cristal visionnaire des guérisseurs.

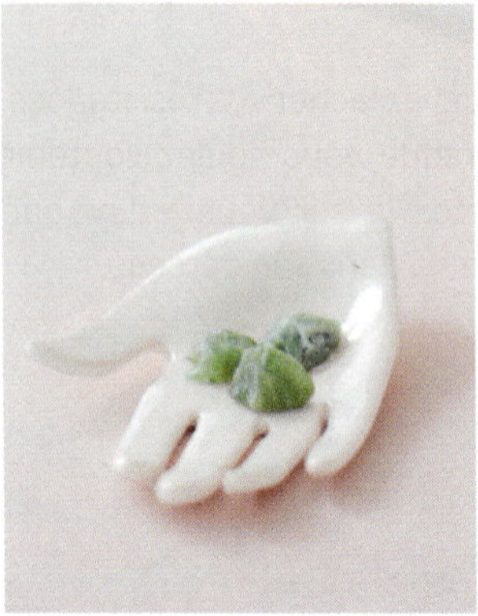

Son message Pierre des guérisseurs, le péridot purifie puissamment les corps énergétiques et physiques de chaque être. Il apaise la jalousie, l'envie, le ressentiment et la méchanceté, même si vous n'en avez pas conscience. Il vous montre qu'il ne sert à rien de vous focaliser sur ce que vous possédez de matériel. Au contraire, remarquez toutes les belles choses qui se trouvent déjà dans votre quotidien et ressentez-en de la gratitude. Grâce à lui, vous voyez les choses avec du recul et comprenez que tout ce que vous traversez implique un dessein plus grand. Avec lui, vous vous détachez des choses et des émotions dont vous n'avez plus besoin pour accueillir en douceur la beauté dans votre vie.

IL EST POUR VOUS SI... Vous voulez dépasser l'envie et la jalousie ~ Vous voulez vous libérer du passé ~ Vous voulez retrouver votre amour personnel.

RITUEL D'ADIEU SYMBOLIQUE Accompagné(e) de votre cristal, installez-vous et prenez 3 grandes inspirations pour vous centrer sur vos sensations et clarifier vos pensées. Munissez-vous d'un pot rempli d'un peu de terre, d'une bougie, des photos d'une personne à qui vous souhaitez dire au revoir et d'éventuels objets qui lui sont liés. Ouvrez votre espace sacré en brûlant de la sauge ou du palo santo, puis allumez la bougie. Connectez-vous à vos guides ou alliés connus ou non. Puis prenez la photo de la personne en main et répétez à haute voix : « Je me libère du lien qui nous unissait, je m'aime et je me replace dans un espace d'amour universel », puis enfouissez la photo dans la terre. Faites de même avec les autres objets. Clôturez le rituel et enfouissez également la pierre. Vous pourrez la récupérer dans 21 jours.

QUAND L'UTILISER ? Lorsque vous souhaitez vous sentir en harmonie, portez-le sur vous ~ Lorsque vous désirez vous faire passer en priorité, méditez avec.

MOTS-CLÉS Paix, rétablissement, évolution

COULEUR Vert

CHAKRA Correspond aux 3e et 4e

ÉQUILIBRE LES SIGNES Lion, Vierge, Sagittaire, Scorpion

PURIFICATION Eau ou fumigation

PROVENANCE Afghanistan, Brésil, Canaries, Pakistan, Russie, Sri Lanka, États-Unis, Égypte, Canada

PRIX Élevé

SYMBOLIQUE ORACLE
« Maintenez vos efforts, ils vont finir par payer. »

IL AIDE POUR... La mauvaise digestion. Les problèmes de poids quand on a besoin de perdre des kilos. Les problèmes de vue.

Pierre de lune, la lunaire

C'est l'une de mes favorites en bijou. Je la porte rarement pour ne pas être trop étourdie : je suis très sensible à son énergie.

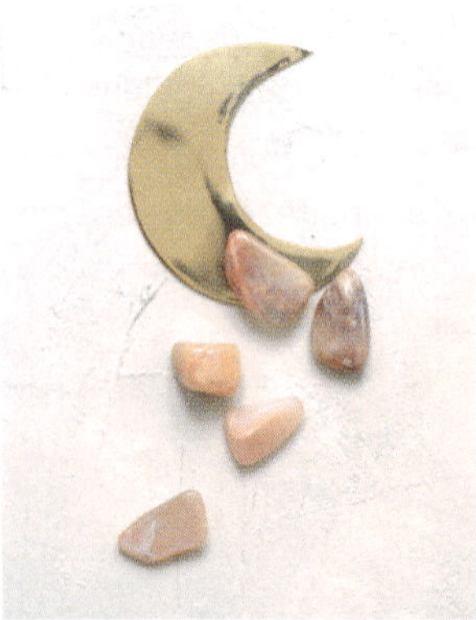

Son message Profondément féminine, la pierre de lune est connectée à son astre. Elle équilibre les émotions, les enfants hyperactifs et les personnes sensibles. Elle vous accompagne dans des rêves lucides lors des pleines lunes et développe très fortement votre intuition. Elle montre le chemin de la spiritualité aux personnes très cartésiennes et fait tomber les barrières mentales. Elle adoucit aussi les caractères dominateurs et la colère parfois difficile à canaliser. Elle protège les futures mamans et leurs enfants. C'est la pierre idéale si vous entrez dans une nouvelle période de votre vie et que vous souhaitez planter de nouvelles graines dans votre conscience.

ELLE EST POUR VOUS SI... Vous avez besoin d'être plus doux/douce dans vos réactions ~ Vous avez besoin de vous reconnecter à vos émotions ~ Vous voulez être capable de voir les signes et développer votre intuition.

RITUEL DE MÉDITATION LUNAIRE Installez-vous dans votre jardin, sur votre balcon ou près d'une fenêtre, au clair de lune. Votre cristal en main, fermez les yeux et visualisez l'astre lunaire. Respirez profondément et comptez vos respirations en imaginant que chacune vous rapproche un peu plus de lui. Connectez-vous à vos sensations. Quelles émotions vous traversent et que ressentez-vous dans votre corps ? Imaginez le haut de votre tête directement connecté à la lune grâce à un fil argenté. Restez quelques instants dans cet état méditatif et captez les énergies puissantes. Terminez votre rituel et remerciez la lune. Ce rituel vous permettra de vous connecter à vos émotions et à vos cycles intérieurs.

QUAND L'UTILISER ? Lorsque vous faites vos rituels de pleine lune, gardez-la près de vous ~ Lorsque vous souhaitez concevoir un enfant, placez-la sous votre lit au niveau de vos jambes ~ Lorsque vous avez besoin de comprendre ce que vous ressentez, méditez avec.

MOTS-CLÉS Intuition, féminité, sensibilité

COULEUR Blanc, crème, arc-en-ciel

CHAKRA Correspond aux 2e et 6e

ÉQUILIBRE LES SIGNES Cancer, Balance, Scorpion, Capricorne, Vierge

PURIFICATION Eau ou fumigation

PROVENANCE Inde, Sri Lanka, Australie

PRIX Moyen

SYMBOLIQUE ORACLE
« Ne cherchez plus à maîtriser la situation, traversez-la avec douceur et compréhension. »

ELLE AIDE POUR... La difficulté à concevoir un enfant. Le syndrome prémenstruel. La rétention d'eau.

Pierre de soleil, la solaire

Elle incarne la beauté du soleil, sa brillance et son énergie. Attention aux contrefaçons (pierres pailletées) !

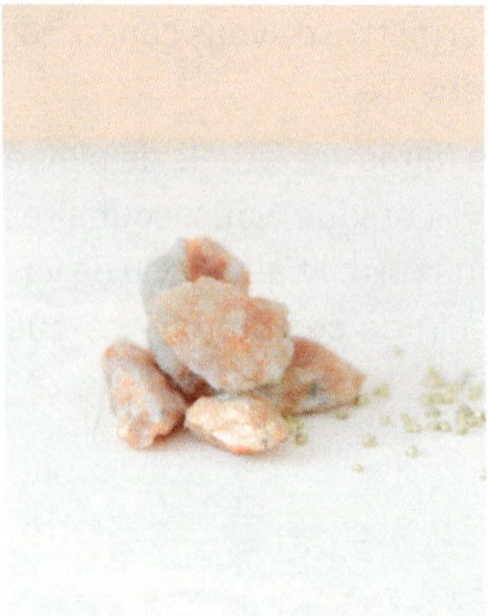

Son message Symbole de prospérité et d'abondance, la pierre de soleil attire le bonheur à celui qui le souhaite. Rayonnante et lumineuse, elle apporte la joie de vivre et l'optimisme dans votre quotidien. Elle vous aide à prendre soin de vous, à prendre plus de temps pour votre propre plaisir sans culpabiliser. Terminés, les sacrifices, l'heure est venue de jouir de votre existence. Elle lève vos inhibitions, dissipe votre timidité et votre besoin de contrôle pour vous permettre de briller. Plus besoin de vous cacher derrière les autres, le perfectionnisme ou la fatalité. Avec elle, vous retrouverez votre enfant intérieur tant oublié et vous lui accorderez plus de place dans votre existence.

ELLE EST POUR VOUS SI... Vous voulez retrouver la joie de vivre ~ Vous voulez arrêter de vous sacrifier pour les autres ~ Vous voulez oser davantage.

RITUEL POUR RETROUVER LA JOIE Installez-vous dans un endroit calme. Commencez par une courte méditation avec votre cristal afin de bien vous relaxer, prenez de profondes respirations. Puis laissez venir à vous des images joyeuses ou drôles afin de déclencher le rire. Rappelez-vous la dernière fois que vous avez ri, par exemple. Une fois que ce dernier est déclenché, riez le plus longtemps possible, plusieurs minutes, afin de bien libérer les hormones du bonheur. Si vous n'y parvenez pas, vous pouvez tricher en regardant des vidéos humoristiques. Lorsque vous sentez que vous avez emmagasiné assez de joie, remerciez la pierre et conservez-la avec vous.

QUAND L'UTILISER ? Lorsque vous êtes déprimé(e), portez-la sur vous ~ Lorsque vous voulez retrouver la joie, placez-en une dans chaque pièce de votre maison ~ Lorsque vous voulez retrouver le goût du travail, placez-la sur votre bureau.

MOTS-CLÉS Joie, confiance, optimisme

COULEUR Orange clair, ocre

CHAKRA Correspond aux 2e et 3e

ÉQUILIBRE LES SIGNES Lion, Balance, Gémeaux, Scorpion, Capricorne

PURIFICATION Eau ou fumigation

PROVENANCE Canada, États-Unis, Norvège, Inde, Grèce

PRIX Faible

SYMBOLIQUE ORACLE
« Accueillez la joie et les plaisirs sans culpabiliser, vous le méritez. »

ELLE AIDE POUR... Les problèmes d'estomac. Les maux de dos fréquents. Les genoux fragiles.

Pierre des fées, la féerique

Nées de la fusion de la calcite dans l'argile cristallisée, elles ressemblent à de petits personnages, à des déesses de la Terre. Je les utilise beaucoup lors de rituels entre femmes et des méditations d'ancrage.

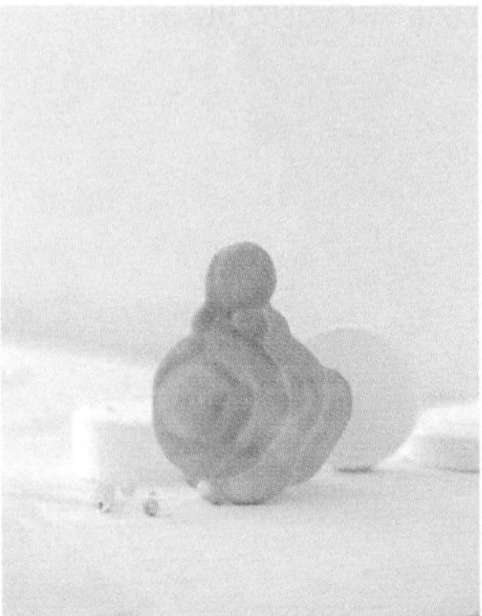

Son message La pierre des fées vous garde en sécurité. Elle protège votre créativité et votre productivité. Elle apaise vos émotions et vous encourage à affronter la vie avec sérénité, elle apaise vos peurs du monde extérieur. Elle nourrit l'optimisme et la gratitude dans votre cœur, et dissipe les énergies négatives qui peuvent parfois vous entourer. Elle vous réconcilie avec l'amour, pour que vous puissiez à nouveau ouvrir votre cœur et apaiser les relations avec votre partenaire de vie. Avec elle, votre quotidien sera plus doux, magique et beau.

ELLE EST POUR VOUS SI… Vous avez besoin de réconfort ~ Vous avez beaucoup de peurs qui vous ralentissent ~ Vous avez besoin de revenir à l'essentiel.

RITUEL POUR ACCUEILLIR LES EXPÉRIENCES POSITIVEMENT Débutez votre journée par une méditation d'ancrage, votre pierre à la main. Portez votre attention sur votre respiration. Puis visualisez le centre de la Terre. Posez l'intention de vous mettre en posture d'accueil aujourd'hui, sans jugement, sans attente ni peur. Conservez votre pierre toute la journée et prenez-la dans la main lorsque vous en ressentez le besoin. Chaque fois qu'une opportunité se présente, répondez par l'ouverture, l'affirmation, la joie et l'amour. Puis, le soir, faites le bilan de votre journée afin de voir ce qui a changé. Remerciez la pierre et dormez avec sous votre oreiller.

QUAND L'UTILISER ? Lorsque vous avez besoin d'attirer le positif dans votre vie, méditez avec elle ~ Lorsque vous souhaitez pacifier vos relations, conservez-la avec vous ~ Lorsque vous souhaitez voir au-delà des apparences pendant vos promenades en nature, conservez-la sur vous.

MOTS-CLÉS Féminité, protection, ancrage

COULEUR Gris

CHAKRA Correspond à tous

ÉQUILIBRE LES SIGNES Gémeaux, Verseau, Cancer, Poissons, Sagittaire

PURIFICATION Fumigation

PROVENANCE Canada

PRIX Faible

SYMBOLIQUE ORACLE

« Observez vos pensées et accueillez les transformations positives dans votre vie. »

ELLE AIDE POUR... Les calcifications. Les inflammations. Les suites d'un lourd traitement médicamenteux.

Pyrite, la chanceuse

Tenir une pyrite me donne l'impression d'avoir de l'or dans les mains. Je possède un gros cœur en pyrite, et je pose mes intentions d'abondance chaque mois avec.

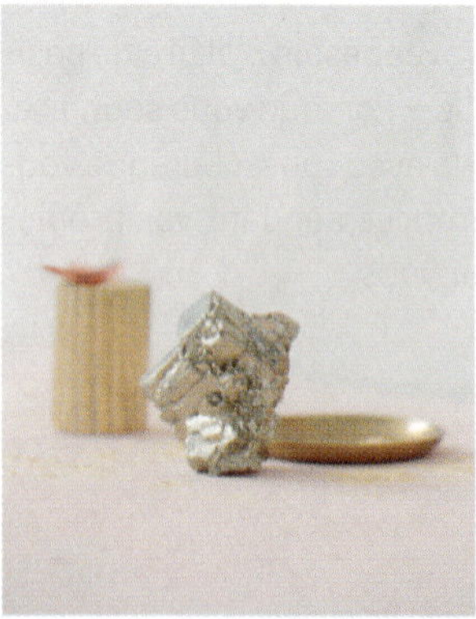

Son message Placez-la chez vous pour attirer richesse et prospérité. Grâce à la vision novatrice et créatrice qu'elle offre, la pyrite vous permet de voir au-delà des apparences et de trouver toujours des solutions aux obstacles. Si vous vous sentez inférieur(e) ou que vous n'avez pas confiance en vous, elle vous montre que vous avez toutes les capacités pour développer votre lumière ici-bas. Elle développe également l'analyse et sera votre meilleure alliée lorsque vous déciderez de lancer une entreprise ou un projet. Grâce à elle, votre travail ne sera plus une corvée mais un véritable plaisir, car vous serez en mesure d'allier service et idées.

ELLE EST POUR VOUS SI... Vous avez besoin d'accroître votre productivité ~ Vous voulez attirer l'abondance ~ Vous avez besoin de rester concentré(e).

RITUEL POUR MANIFESTER L'ABONDANCE Installez-vous avec votre cristal et prenez 3 grandes inspirations pour vous centrer sur vos sensations et clarifier vos pensées. Sur une feuille, notez en haut de la page un revenu mensuel que vous aimeriez atteindre pour vous sentir à l'aise. Fixez un chiffre réaliste. Visualisez-le en y mettant toute votre volonté. Puis faites la liste de tout ce que vous feriez grâce à cet argent : des achats, des voyages, des cadeaux, des investissements... Tout doit venir de votre cœur et non de la peur. Lorsque votre liste est terminée, pliez-la et rangez-la soigneusement dans un endroit où vous pourrez la retrouver d'ici quelques semaines, accompagnée de votre cristal, que vous pouvez remercier.

QUAND L'UTILISER ? Lorsque vous souhaitez attirer l'abondance, portez-la dans votre sac ou poche ~ Lorsque vous devez rester concentré(e), placez-la sur votre bureau ~ Lorsque vous cherchez l'inspiration, méditez avec elle.

MOTS-CLÉS Confiance, abondance, productivité

COULEUR Doré

CHAKRA Correspond aux 1er et 3^{e}

ÉQUILIBRE LES SIGNES Lion

PURIFICATION Fumigation

PROVENANCE Pérou, Espagne, États-Unis, Chili, Espagne, Portugal, Italie

PRIX Faible

SYMBOLIQUE ORACLE
« L'abondance commence dans votre esprit avant de se manifester dans votre vie. »

ELLE AIDE POUR... Les ronflements. Les bronches souvent encombrées. Les os assez fragiles.

Quartz fumé, l'absorbant

C'est une éponge à mauvaises énergies. Chaque fois que je me sens polluée ou chargée d'émotions qui ne m'appartiennent pas, je le prends avec moi pour méditer.

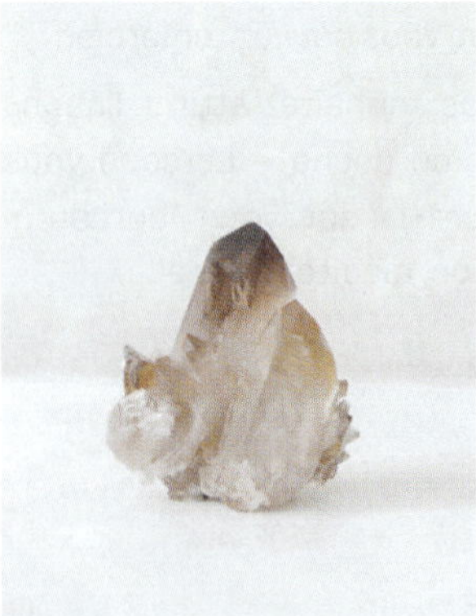

Son message Psychopompe entre ce monde et les autres, le quartz fumé est l'un des plus puissants purificateurs énergétiques. Il absorbe les pollutions géopathiques et électromagnétiques, pour apporter l'harmonie dans vos différents lieux de vie. Il vous accompagne lorsque vous traversez des moments difficiles, il apaise chagrin et pensées sombres. Il vous offre un pragmatisme, une volonté et une détermination à toute épreuve, afin que vous avanciez la tête haute vers vos objectifs.

IL EST POUR VOUS SI… Vous avez besoin de retrouver le calme ~ Vous traversez des moments difficiles ~ Vous voulez développer votre conscience écologique.

RITUEL DE MÉDITATION ET PURIFICATION EN NATURE Afin de vous décharger des énergies du mois, partez faire une belle marche dans un parc, en forêt, au bord d'un lac ou de la plage. Prenez votre pierre dans vos mains et observez autour de vous, les reliefs, les messages, les signes et synchronicités que la pleine conscience peut vous permettre de voir. Trouvez un espace tranquille, asseyez-vous et placez vos mains sur le sol, puis visualisez que tout ce dont vous n'avez pas besoin repart dans la Terre. Vous relier aux éléments naturels vous permettra de vous purifier, de décharger toutes les tensions et pensées négatives. Remerciez la pierre, la Terre et vous-même pour cet instant de (re)connexion.

QUAND L'UTILISER ? Lorsque vous souhaitez vous libérer de certaines énergies, prenez une pointe taillée et visualisez-les sortir par celui-ci ~ Lorsque vous souhaitez retrouver votre cycle naturel, promenez-vous en nature avec lui ~ Lorsque vous avez besoin d'accepter votre corps, portez-le sur vous.

MOTS-CLÉS Ancrage, paix, libération

COULEUR Brun clair transparent

CHAKRA Correspond au 1er

ÉQUILIBRE LES SIGNES Balance, Capricorne, Verseau, Gémeaux, Poissons

PURIFICATION Eau ou fumigation

PROVENANCE Brésil, Madagascar, États-Unis

PRIX Moyen

SYMBOLIQUE ORACLE
« Remettez vos inquiétudes dans les mains de l'univers, vous êtes guidé(e). »

IL AIDE POUR... La libido en berne. Les articulations fragiles. Les difficultés de diction.

Quartz rose, l'amoureux

C'est la rock star de l'amour, je l'offre à toutes mes amies pour leur apporter réconfort et attirer le bon amoureux. Tout le monde devrait en posséder pour s'offrir de la douceur.

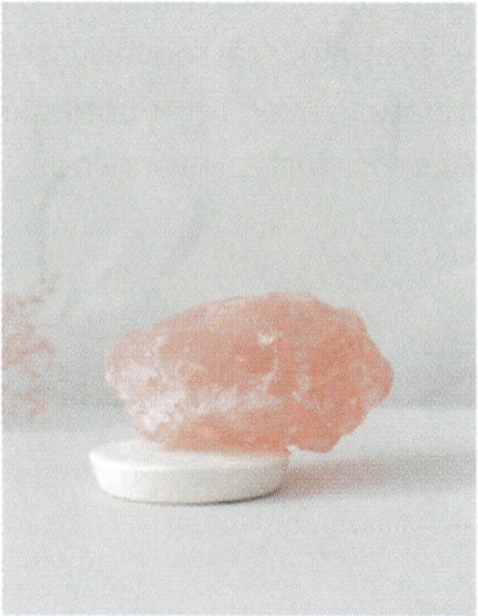

Son message Pierre de cœur et d'amour ultime, le quartz rose vous réconforte lorsque la tendresse manque à votre vie. Il redonne confiance et foi en la vie lorsque vous vous sentez seul. Il adoucit votre personnalité afin que vous puissiez incarner vos facettes féminines en beauté. Il attire à vous les bonnes personnes, celles qui vous correspondent, un partenaire de vie idéal dans l'instant présent. Il confère plus de force à vos affirmations positives et à vos intentions pour entrer dans une nouvelle étape de votre vie, plus légère et douce. La nuit, il apaise la tristesse et la solitude afin que vous retrouviez un sommeil paisible et profond.

IL EST POUR VOUS SI… Vous voulez développer l'amour pour vous et les autres ~ Vous voulez voir la beauté de la vie ~ Vous voulez vous pardonner et vous accepter.

RITUEL COCOONING ET BIEN-ÊTRE Dans votre salle de bains, tamisez les lumières, mettez de la musique douce et quelques bougies. Placez des quartz roses près de vous. Si vous avez une baignoire, préparez-vous un bain en ajoutant dans l'eau :

10 gouttes d'huiles essentielles de lavande vraie ou d'ylang-ylang, par exemple avec un savon neutre. Si vous avez une douche, faites couler l'eau bien chaude avant de vous glisser sous la cascade. Prenez ce temps pour vous, pour apprécier votre corps, cette enveloppe qui vous permet de vivre. Ensuite, massez-vous avec de l'huile, faites-vous un masque, prenez soin de vos cheveux, de votre visage... Prenez le temps d'apprécier ce moment de reconnexion à vos sensations. Remerciez les cristaux et allez vous coucher, apaisé(e).

QUAND L'UTILISER ? Lorsque vous souhaitez trouver l'amour, portez-le autour du cou ~ Lorsque vous avez besoin de vous aimer, méditez avec ~ Lorsque vous traversez une période difficile, dormez avec lui.

MOTS-CLÉS Amour, tendresse, bienveillance

COULEUR Rose

CHAKRA Correspond au 4e

ÉQUILIBRE LES SIGNES Taureau, Balance, Vierge, Lion, Capricorne

PURIFICATION Eau ou fumigation

PROVENANCE Brésil, Inde, Madagascar, Afrique du Sud, États-Unis, Japon, Allemagne

PRIX Faible

SYMBOLIQUE ORACLE
« L'amour est la seule réponse afin que vos peurs et doutes disparaissent. »

IL AIDE POUR... Les dérèglements hormonaux. Les problèmes de peau. Les douleurs diffuses.

Quartz rutile, l'ascensionnel

Ses inclusions de rutile sont comme des copeaux dorés, ils incarnent la beauté solaire et l'imperfection dans la perfection. J'aime être à son contact lorsque je traverse des expériences initiatiques intenses.

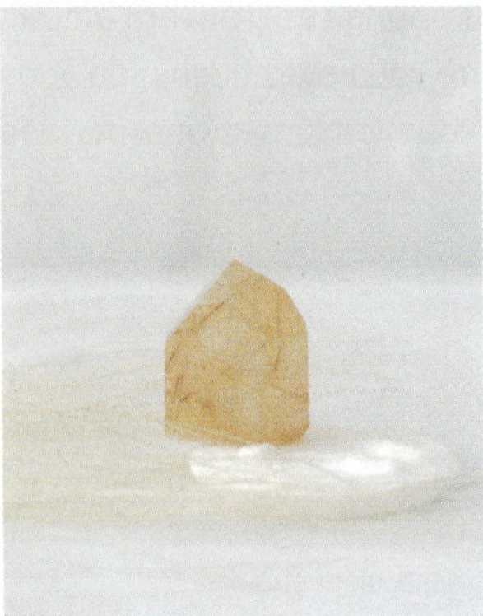

Son message Le quartz rutile vous accompagne dans vos passages entre les mondes subtils, telle une boussole au service de votre âme. Il guide vos méditations, vos visualisations, vos soins et vos rituels, afin que vous restiez toujours profondément connecté(e) à vos ressentis. Il vous protège des mauvaises énergies et vous offre un bouclier de lumière. Il repousse les attaques énergétiques malveillantes et renforce votre puissance personnelle. Il sera votre meilleure guide pour recevoir les messages de l'univers, dans la paix et l'harmonie.

IL EST POUR VOUS SI... Vous voulez passer un cap spirituel ~ Vous voulez guérir de blessures karmiques ~ Vous voulez comprendre les expériences que vous traversez.

RITUEL DE GUÉRISON Installez-vous confortablement et posez votre cristal sur une partie de votre corps que vous souhaiteriez guérir. Fermez les yeux et prenez le temps de vous centrer grâce à votre respiration. Connectez-vous à vos guides, anges ou alliés connus si vous en avez. Posez votre cristal et entourez-le de vos mains. Visualisez que votre main droite transmet une lumière de guérison dorée ou blanche, puis que votre main gauche absorbe ce dont vous n'avez plus besoin pour le renvoyer à la Terre. Imaginez ainsi un circuit de guérison pendant plusieurs minutes, en vous accompagnant de votre souffle. Observez vos sensations et continuez autant de temps que vous en ressentez le besoin. Enfin, remerciez votre pierre, nettoyez-la et rangez-la précieusement.

QUAND L'UTILISER ? Lorsque vous pratiquez des rituels ou méditations, prenez-le près de vous ~ Lorsque vous avez besoin de vous protéger d'influences négatives, mettez-le dans votre sac ~ Lorsque vous communiquez avec l'invisible, prenez-le dans vos mains.

MOTS-CLÉS Guérison, ascension, progrès

COULEUR Transparent brun

CHAKRA Correspond à tous

ÉQUILIBRE LES SIGNES Verseau, Sagittaire, Scorpion, Poissons, Gémeaux

PURIFICATION Eau ou fumigation

PROVENANCE Monde entier

PRIX Moyen

SYMBOLIQUE ORACLE

« Les expériences que vous traversez aujourd'hui seront vos plus grandes forces demain. »

IL AIDE POUR... Les troubles pulmonaires. Améliore la circulation énergétique. Renforce le système musculaire.

Quartz tourmaline, le zénifiant

Les minéraux ont cette capacité à s'amalgamer pour former de nouvelles pierres. J'adore l'idée de mélanger des énergies pour obtenir une composition parfaite.

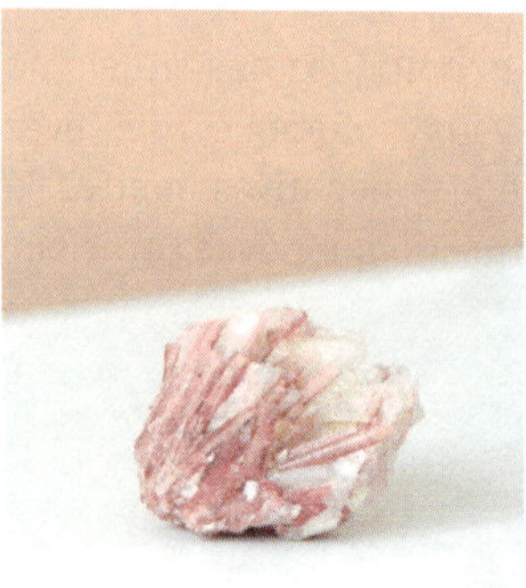

Son message Il vous permet d'augmenter votre énergie tout en bloquant les nuisances extérieures qui feraient obstacle à votre évolution. Il vous libère de l'autosabotage : grâce à lui, vous ne fuirez plus ni ne vous créerez de situations qui ne vous conviennent pas. Il vous réconforte lorsque votre corps souffre afin que vous puisiez dans vos capacités d'autoguérison, que vous retrouviez votre force et votre vitalité. Il sera votre maître pour équilibrer votre cœur et votre ego, vos paroles et votre pensée, vos aspirations et votre discernement.

IL EST POUR VOUS SI... Vous avez besoin de vous ancrer dans le présent ~ Vous avez besoin d'éliminer vos pensées négatives ~ Vous voulez vous sentir protégé(e).

RITUEL POUR TRAVERSER LES PEURS Installez-vous confortablement avec votre cristal et prenez 3 grandes inspirations. Sur une feuille, notez toutes les choses dont vous avez peur (manquer d'argent, être jugé, de ne pas trouver l'amour...). Ensuite, tentez d'identifier la racine de chacune : est-ce qu'il s'agit d'une croyance familiale, de quelque chose qui s'est ancré en vous après une mauvaise expérience ou une notion inconsciente et infondée ? Enfin, en face de chacune de vos peurs, écrivez son contraire, par exemple : « J'ai peur de manquer » devient : « L'argent arrive vers moi », afin de mobiliser la loi d'attraction. Relisez cette liste à haute voix, puis pliez le papier et portez-le sur votre cœur pour l'ancrer en vous. Terminez le rituel et remerciez votre pierre.

QUAND L'UTILISER ? Lorsque vous avez besoin de vivre l'instant présent, manipulez-le et concentrez-vous sur votre respiration ~ Lorsque vous vous sentez envahi(e) par les peurs des autres, portez-le sur vous pour vous protéger ~ Lorsque vous voulez vous protéger dans les transports, gardez-le dans votre poche ou soutien-gorge.

MOTS-CLÉS Alignement, équilibre, protection

COULEUR Transparent avec inclusions de noir

CHAKRA Correspond à tous

ÉQUILIBRE LES SIGNES Scorpion, Cancer, Poissons, Verseau, Gémeaux

PURIFICATION Eau ou fumigation

PROVENANCE Brésil

PRIX Faible

SYMBOLIQUE ORACLE
« Il est temps de vous reposer et de recharger vos batteries. »

IL AIDE POUR... L'épuisement. Les migraines. Les absences.

Rhodochrosite, la compassionnelle

C'est un cadeau que je fais parfois à mes amies qui ne voient pas la beauté en elles et qui ont besoin de retrouver confiance dans leur capacité à plaire ou aimer.

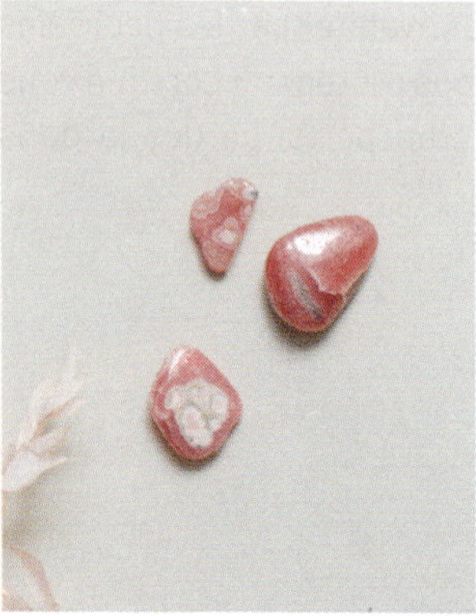

Son message La rhodochrosite développe l'altruisme et la compassion. Elle guérit les blessures infligées dans l'enfance et vous accorde la douceur dont vous avez tant besoin. Elle place sur votre route des liens karmiques afin que vous trouviez en l'autre un miroir, pour vous aider à devenir la meilleure version de vous-même. Elle développe votre capacité à exprimer vos sentiments et à oser montrer votre vulnérabilité, plutôt que de vous fermer pour vous protéger. Elle renforce le lien amoureux dans l'intimité, pour créer une relation plus profonde et la passion sur tous les plans de l'être.

ELLE EST POUR VOUS SI... Vous voulez avoir une attitude positive ~ Vous avez besoin de sortir de la culpabilité ~ Vous souhaitez retrouver l'estime de vous-même.

RITUEL POUR MANIFESTER L'AMOUR DE SOI Installez-vous confortablement avec votre pierre et prenez 3 grandes inspirations pour vous centrer sur vos sensations et clarifier vos pensées. Sur une feuille, notez toutes les qualités physiques que vous voyez chez vous. Puis inscrivez vos qualités intérieures et vos compétences. Malgré la difficulté, prenez le temps dont vous avez besoin. Ensuite, relisez cette liste à haute voix en ajoutant « Je suis » à chaque début de phrase. Enfin, pliez le papier et portez-le sur votre cœur accompagné de votre cristal pour vous en imprégner. Pour finir, remerciez-vous, remerciez la pierre et conservez-la avec vous.

QUAND L'UTILISER ? Lorsque vous avez envie de vous pardonner, placez-la sur votre poitrine ~ Lorsque vous êtes enceinte, gardez-la avec vous ~ Lorsque vous souhaitez retrouver quelqu'un à vos côtés, méditez avec elle.

MOTS-CLÉS Compassion, amour, confiance

COULEUR Rose pâle à rouge

CHAKRA Correspond au 4ᵉ

ÉQUILIBRE LES SIGNES Lion, Scorpion, Vierge, Cancer, Sagittaire

PURIFICATION Eau ou fumigation

PROVENANCE Argentine, États-Unis, Afrique du Sud, Russie, Uruguay, Pérou

PRIX Moyen

SYMBOLIQUE ORACLE
« Plus vous vous aimerez et plus le monde vous aimera. »

ELLE AIDE POUR... La mauvaise circulation sanguine. Les problèmes de cœur. Elle accompagne la grossesse.

Rhodonite, la fraternelle

C'est la pierre de pardon qui m'accompagne lorsque je traverse des ruptures amicales ou amoureuses pour trouver du réconfort.

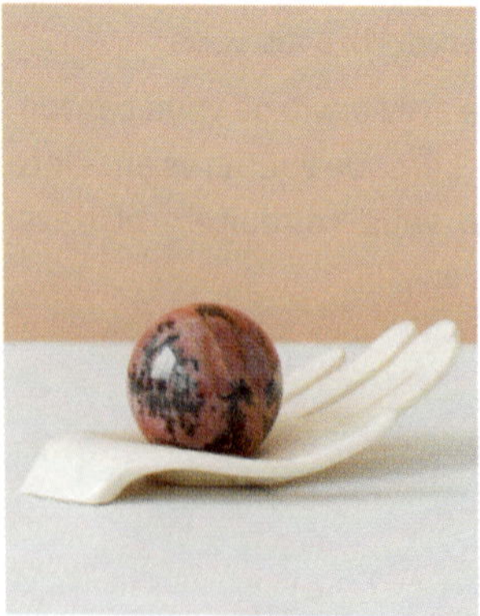

Son message Pierre de pardon par excellence, la rhodonite vous connecte à votre cœur et vous invite à la compassion et à la compréhension. Elle vous montre que la rancœur, la colère ou la haine n'attirent en retour que de mauvaises expériences. Elle favorise la réconciliation et la confiance dans les nouvelles relations, afin que chacun puisse s'ouvrir à la vulnérabilité en toute sécurité. Elle est idéale après un choc émotionnel ou une rupture violente pour accompagner le deuil et l'intégration des expériences. Elle vous protège également lorsque vous êtes dans une liaison toxique, afin que vous trouviez les ressources en vous pour conclure avec dignité.

ELLE EST POUR VOUS SI... Vous voulez apprendre à pardonner ~ Vous avez besoin de guérir une blessure d'abandon ~ Vous sortez d'un choc émotionnel difficile et souhaitez guérir.

RITUEL : LES LETTRES D'AMOUR POUR NOURRIR VOTRE CŒUR
Installez-vous confortablement avec votre cristal et prenez plusieurs feuilles et de quoi écrire. Puis pensez à une personne que vous aimez très fort, qui compte beaucoup pour

vous, qui vous permet d'évoluer, qui vous soutient et que vous portez en haute estime. Écrivez-lui une lettre de gratitude, d'amour ou de remerciement. Exprimez-lui combien vous l'aimez et tout ce qu'elle vous apporte au quotidien. Lorsque vous avez terminé, faites la même chose pour une deuxième personne, puis une troisième et autant de personnes que vous le souhaitez. Envoyez vos lettres. Imaginez la joie lorsque ces personnes les recevront. Remerciez le cristal et conservez-le avec vous.

QUAND L'UTILISER ? Lorsque vous devez pardonner à quelqu'un, méditez avec elle et visualisez cette personne ~ Lorsque vous souhaitez sortir de la dépendance effective, portez-la sur vous ~ Lorsque vous avez besoin de douceur, placez-la sur votre table de nuit.

MOTS-CLÉS Pardon, acceptation, équilibre

COULEUR Rose et noir

CHAKRA Correspond aux 3e et 4e

ÉQUILIBRE LES SIGNES Taureau, Capricorne, Cancer, Scorpion, Balance

PURIFICATION Eau ou fumigation

PROVENANCE Australie, États-Unis, Espagne, Russie, Suède, Allemagne, Mexique, Brésil

PRIX Faible

SYMBOLIQUE ORACLE
« Pardonner est la seule solution pour faire entrer la lumière dans votre cœur. »

ELLE AIDE POUR... La sensibilité à la lumière. Les migraines. L'arthrite.

Sélénite, la douce

Ma grosse sphère de sélénite ressemble à une lune. Placée dans mon salon, elle m'apporte ses douces vibrations.

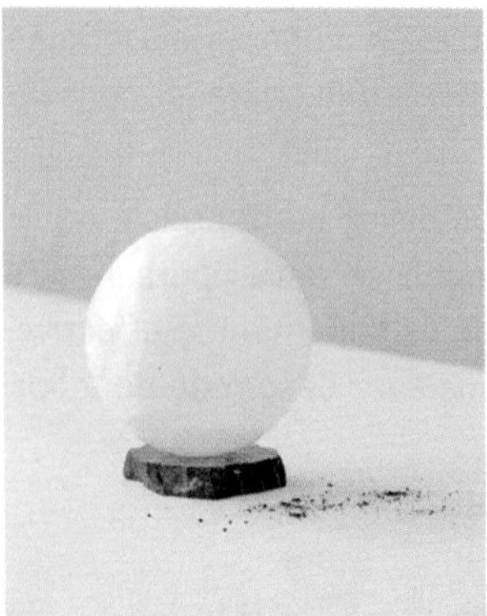

Son message Connectée à la lune et aux anges, la sélénite vous enveloppe de ses hautes vibrations célestes. Elle apporte la paix et l'harmonie dans votre environnement et vous accompagne parfaitement lors de vos méditations ou pratiques yogiques. Elle développe votre intuition, vos prémonitions et vous offre la capacité d'obtenir des visions et réponses à vos questions. Profondément féminine, elle développe votre sensibilité, vos capacités d'écoute active et votre intelligence émotionnelle afin de vous mettre au service de vous-même et des autres.

ELLE EST POUR VOUS SI... Vous avez besoin de moins juger les autres et vous-même ~ Vous voulez développer votre intuition ~ Vous voulez écouter et voir les signes de l'univers.

RITUEL POUR ACTIVER LA LOI D'ATTRACTION Installez-vous confortablement avec votre cristal et synchronisez-vous quelques instants sur votre respiration. Prenez une feuille de papier, commencez par écrire : « Cher Univers » et complétez en ajoutant toutes les choses que vous souhaitez voir apparaître dans votre vie. Pensez-les avec le cœur et non votre tête, avec la joie et non la peur, sans réfléchir à leur faisabilité ou logique. Écrivez-les au présent comme si vous étiez déjà reconnaissante de les voir se manifester dans votre vie. Ne pensez pas qu'aux choses matérielles mais plutôt à des rêves et envies. Si vous le souhaitez profondément, vos intentions se réaliseront, elles sont créatrices. Il ne tient qu'à vous de les manifester. Terminez le rituel, conservez la lettre au chaud, remerciez le cristal et gardez-le sur vous.

QUAND L'UTILISER ? Lorsque vous souhaitez diffuser de la douceur chez vous, placez-la dans la pièce principale ~ Lorsque vous souhaitez attirer les synchronicités, visualisez vos intentions en la plaçant sur votre 3e œil ~ Lorsque vous avez besoin d'apaiser les tensions au bureau, placez-la près de vous.

MOTS-CLÉS Purification, clarté, intuition

COULEUR Blanc irisé

CHAKRA Correspond au 7e

ÉQUILIBRE LES SIGNES Taureau, Vierge, Sagittaire, Lion, Gémeaux

PURIFICATION Fumigation

PROVENANCE Maroc, Mexique, États-Unis, Russie, Europe

PRIX Faible

SYMBOLIQUE ORACLE
« La méditation vous permettra de retrouver la clarté dont vous avez besoin. »

ELLE AIDE POUR... Les problèmes de peau. Elle accompagne la conception d'un enfant. Elle accompagne le cancer ou les tumeurs.

Septaria, le fédérateur

Je me le représente comme un œuf de dragon ou de dinosaure, qui me connecte avec les entrailles de la Terre. Il m'aide à canaliser l'énergie des groupes dans mes ateliers.

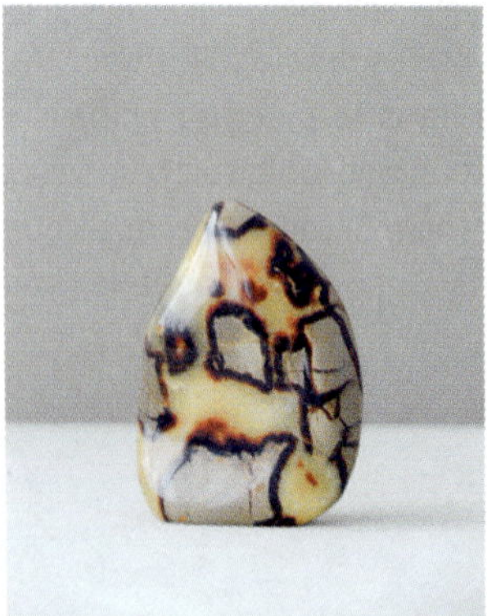

Son message Profondément connecté et au service de la Terre, le septaria développe votre conscience chamanique et énergétique. Pierre de tolérance et fédératrice, il vous invite à prendre soin de vous et des autres, comme un jardin que vous cultivez jour après jour. Lorsque vous commencez un travail sur vous, il vous aide à reprogrammer vos mécanismes inconscients. Il développe également la fraternité dans les groupes et vous aide à prendre la parole devant une assemblée pour exprimer vos idées. Il aiguise la patience et enseigne que la vie possède son propre rythme auquel il faut savoir se plier.

IL EST POUR VOUS SI... Vous voulez développer votre patience ~ Vous voulez animer un groupe avec aisance ~ Vous voulez vous sentir relié(e) à la Terre.

RITUEL DE COMPASSION Installez-vous confortablement, assis(e) ou allongé(e) avec votre cristal. Synchronisez-vous quelques instants sur votre respiration. Fermez les yeux et visualisez un endroit où vous vous sentez bien, prenez le temps dans ce lieu. Puis, devant vous, imaginez un bébé ou un petit animal qui provoque chez vous une vague d'amour et d'empathie. Répétez : « Je vous aime et j'honore votre lumière intérieure. » Puis remplacez ce petit être par une personne que vous aimez, un proche, et répétez la même phrase. Prenez le temps d'ancrer ces énergies positives. Enfin, remplacez cette personne par une personne à qui vous aimeriez pardonner, et transmettez-lui ces mêmes ondes d'amour. Prenez le temps dont vous avez besoin et clôturez votre méditation.

QUAND L'UTILISER ? Lorsque vous animez un groupe de travail, placez-le au centre de la pièce ~ Lorsque vous souhaitez vous sentir plus en forme, méditez avec lui ~ Lorsque votre enfant s'énerve souvent, placez-le dans sa chambre.

MOTS-CLÉS Souplesse, tolérance, respect

COULEUR Marron, beige, brun

CHAKRA Correspond aux 1er, 4e, 5e et 6e

ÉQUILIBRE LES SIGNES Taureau, Sagittaire, Vierge, Capricorne, Bélier

PURIFICATION Eau ou fumigation

PROVENANCE Australie, Madagascar, États-Unis, Canada, Nouvelle-Zélande, Espagne, Royaume-Uni

PRIX Faible

SYMBOLIQUE ORACLE
« Cherchez un soutien auprès des autres, vous n'êtes pas seul. »

IL AIDE POUR... Le manque de souplesse. Les dents et os fragiles. Il soutient quand on a besoin de prendre du muscle.

Séraphinite, la mystique

C'est l'une de mes favorites. Elle m'accompagne lors de mes méditations et voyages chamaniques. Je la porte toujours sur moi lorsque je me forme à des techniques spirituelles.

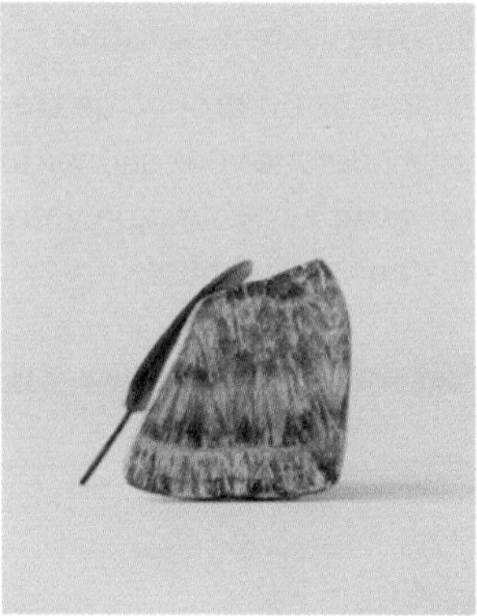

Son message Pierre cosmique d'illumination spirituelle, la séraphinite vous inonde de ses hautes vibrations. Avec elle, vous ferez confiance aux processus mis en place par l'univers, vous aurez foi en chaque chose et saurez que chaque expérience est juste. Confiant(e), vous pourrez alors lâcher prise, sans plus vous alarmer des petites difficultés du quotidien. Elle vous invite ainsi à vivre selon vos propres lois, à déployer l'être lumineux que vous êtes, sans vous laisser limiter par la raison ni vous soucier des paramètres de réussite. Vous pourrez également dépasser la peur du jugement et avancer sur votre chemin sans peine.

ELLE EST POUR VOUS SI… Vous voulez lâcher prise et faire confiance ~ Vous voulez vivre selon vos propres lois ~ Vous voulez voyager dans les mondes subtils.

RITUEL : RENCONTRER VOTRE GUIDE INTÉRIEUR Installez-vous, assis(e) ou allongé(e) avec votre cristal. Prenez de profondes respirations et entrez dans un espace de calme et d'harmonie. Visualisez-vous dans un lieu que vous aimez et où vous vous sentez en sécurité. Imaginez un escalier qui mène au ciel, à travers les nuages. Vous empruntez les marches une à une et montez dans cet espace lumineux. À cet endroit, demandez à « rencontrer » votre guide, il peut se présenter sous n'importe quelle forme. Puis posez-lui vos questions, par exemple : « Comment puis-je débloquer cette situation ? » Laissez les réponses apparaître sous forme d'images, de mots ou de sensations. Enfin, remerciez-le et redescendez le grand escalier avant de revenir à vous et d'ouvrir les yeux.

QUAND L'UTILISER ? Lorsque vous avez besoin de lâcher prise, manipulez-la ~ Lorsque vous souhaitez obtenir des informations, méditez avec elle ~ Lorsque vous désirez augmenter votre taux vibratoire, portez-la en bijou.

MOTS-CLÉS Lâcher-prise, guérison, confiance

COULEUR Vert foncé avec inclusions claires

CHAKRA Correspond aux 4e, 6e et 7e

ÉQUILIBRE LES SIGNES Sagittaire, Cancer, Verseau, Poissons, Lion

PURIFICATION Fumigation

PROVENANCE Russie, Allemagne, États-Unis

PRIX Moyen

SYMBOLIQUE ORACLE
« Acceptez que vous avez changé et que vous n'êtes plus la même personne. »

ELLE AIDE POUR... Les tensions dans le dos. Elle soutient la détox et la perte de poids.

Shungite, le bouclier

C'est le bouclier ultime contre les ondes électromagnétiques. J'en ai collé une derrière mon téléphone et je recommande à tous d'en avoir chez soi, près de la box Internet par exemple.

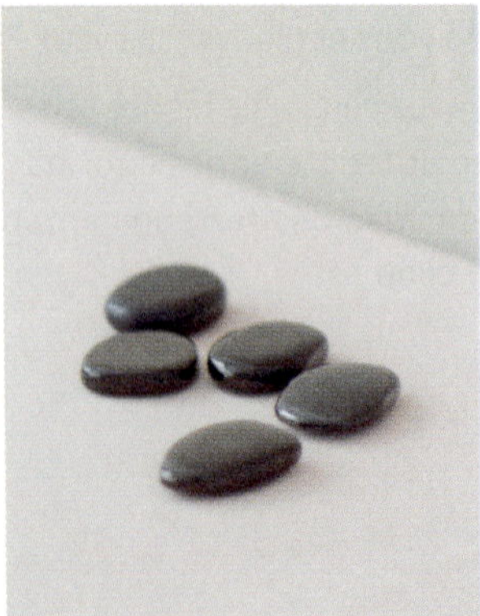

Son message Puissant bouclier contre les ondes électromagnétiques et électriques, la shungite vous protège des pollutions très présentes dans l'atmosphère dans notre société citadine. Elle purifie votre eau et vos espaces sacrés afin que vous puissiez développer votre conscience en toute sécurité. Elle vous offre une force nouvelle lorsque vous êtes épuisé. Grâce à elle, vous aurez une meilleure santé, de meilleures défenses et une envie de mordre la vie à pleines dents. Elle ancre votre énergie dans la Terre afin que votre esprit soit plus léger, votre pas plus assuré, et que chacun de vos choix soit fait en conscience.

ELLE EST POUR VOUS SI... Vous voulez vous protéger du stress citadin ~ Vous voulez vous sentir en sécurité chez vous ~ Vous voulez vivre l'instant présent avec sérénité.

RITUEL DE NETTOYAGE ÉNERGÉTIQUE Installez-vous confortablement, assis(e) ou allongé(e), avec votre cristal, et synchronisez-vous quelques instants avec votre respiration. Fermez les yeux et centrez votre attention sur l'air qui entre et sort de vos narines afin d'apaiser votre mental. Chaque fois qu'une pensée parasite survient, imaginez que vous la soufflez sous forme d'une fumée grise. À l'inverse, imaginez que vous inspirez de la lumière. Puis revenez à une méditation classique. Si une autre pensée insistante apparaît, recommencez le processus. Continuez jusqu'à ce que le flot de pensées soit plus fluide. Terminez votre méditation, remerciez votre pierre et mettez-la dans un grand verre d'eau que vous pourrez alors boire pour terminer la purification.

QUAND L'UTILISER ? Pour vous protéger des ondes, collez-en une petite derrière le téléphone ~ Pour protéger votre intérieur des ondes, placez-en une dans chaque pièce ~ Pour purifier votre eau, mettez-en une constamment dans la carafe.

MOTS-CLÉS Protection, purification, ancrage

COULEUR Noir

CHAKRA Correspond aux 1er et 3e

ÉQUILIBRE LES SIGNES Scorpion, Verseau, Balance, Gémeaux, Bélier

PURIFICATION Fumigation

PROVENANCE Russie

PRIX Moyen

SYMBOLIQUE ORACLE
« Il est temps d'effectuer une purification profonde. »

ELLE AIDE POUR… La fatigue chronique. Les maux de tête. Elle soutient lorsqu'on se sent pollué par son environnement.

Sodalite, l'éveillée

Lorsque je dois écrire, elle m'accompagne divinement afin d'allier mon intuition et mes capacités de synthèse.

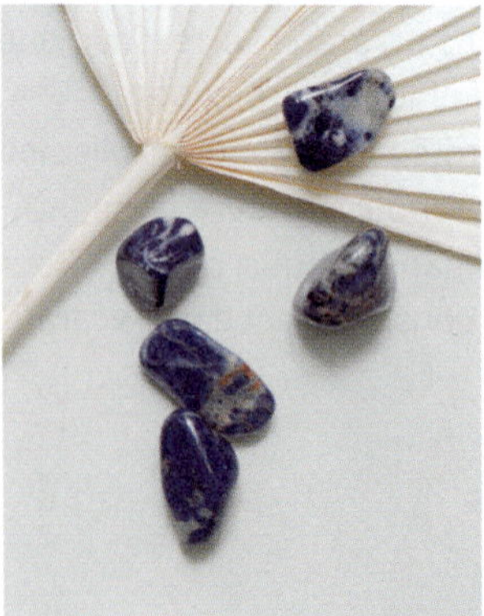

Son message La sodalite crée un pont entre votre mental et votre intuition pour vous permettre de capter et analyser les signes que l'univers vous envoie. Elle développe la fidélité à votre être profond. Ainsi, vous cessez de vous mentir, vous identifiez votre véritable mission et vous suivez votre propre chemin, peu importe s'il sort des sentiers battus. La sodalite intensifie vos méditations et élimine les questionnements, la peur et les projections. Elle vous invite à vous faire confiance, vous permet de sentir ce qui est juste pour vous et quelles sont les bonnes personnes dont vous entourer. Ainsi, vous n'aurez plus peur d'être blessé(e).

ELLE EST POUR VOUS SI... Vous voulez développer votre intuition ~ Vous voulez méditer plus intensément ~ Vous voulez retrouver de la clarté dans vos pensées.

RITUEL DE TIRAGE POUR L'ANNÉE À VENIR Installez-vous confortablement avec votre cristal, brûlez de l'encens ou du palo santo, allumez une bougie blanche et synchronisez-vous quelques instants avec votre respiration. Prenez un oracle symbolique de votre choix ou créez-le vous-même avec des mots-clés. Posez cette intention : quels défis les prochains mois vous réservent ? En conscience, tirez 12 cartes, pour représenter l'année à venir. Vous pouvez également appliquer cette méthode pour connaître vos défis des quelques jours à venir ou d'une période donnée. Observez le résultat, notez-le et conservez avec vous les messages. Voyez ce qui résonne avec vos expériences lors des prochains jours ou mois. Remerciez votre cristal et clôturez votre rituel.

QUAND L'UTILISER ? Lorsque vous souhaitez obtenir des informations en visualisation, placez-la sur votre front ~ Lorsque vous avez besoin d'aide pour méditer, tenez-la dans vos mains ~ Lorsque vous avez du mal à dormir, placez-la sous votre oreiller.

MOTS-CLÉS Vision, éveil, clarté

COULEUR Bleu foncé

CHAKRA Correspond aux 5e et 6e

ÉQUILIBRE LES SIGNES Sagittaire, Vierge, Taureau, Capricorne, Bélier

PURIFICATION Eau ou fumigation

PROVENANCE Brésil, États-Unis, Canada, France, Groenland, Russie, Myanmar, Roumanie, Italie

PRIX Faible

SYMBOLIQUE ORACLE
« Posez des intentions ciblées et ne déviez pas de votre chemin. »

ELLE AIDE POUR... Les insomnies. L'hypertension. Le diabète.

Tectite, l'alignée

Cette pierre m'a été recommandée alors que j'avais déjà beaucoup cheminé et intégré de nombreuses leçons de vie. Je l'ai perçue comme une récompense, une promesse que l'équilibre n'était plus très loin.

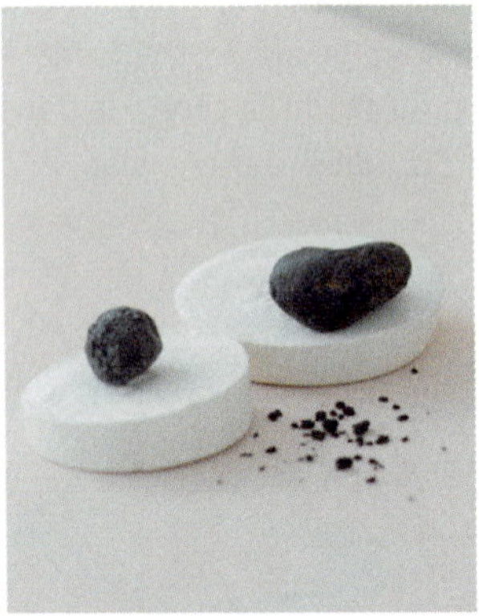

Son message Tombée du ciel dans une pluie de météorites, la tectite ancre vos expériences de connexion entre le ciel et la Terre. Elle augmente votre conscience. Avec la force et l'intuition que vous possédez déjà, elle vous aide à grandir spirituellement. Elle harmonise vos différents corps et développe votre canal de connexion avec les plans subtils et énergétiques. Grâce à elle, vous accédez à la véritable sagesse, qui se trouve déjà au fond de votre cœur.

ELLE EST POUR VOUS SI… Vous voulez assimiler plus facilement votre cheminement spirituel ~ Vous avez besoin de retrouver votre alignement ~ Vous pratiquez le yoga régulièrement et désirez amplifier votre clarté.

RITUEL DE MÉDITATION POUR ALIGNER VOS CHAKRAS Installez-vous confortablement, assis(e) ou allongé(e), avec votre cristal et synchronisez-vous avec votre respiration. Fermez les yeux et visualisez une lumière rouge au niveau de votre périnée. Observez sa puissance, sa texture et les émotions qui y sont associées. Puis faites de même avec le orange au niveau du bas-ventre, jaune au niveau du plexus solaire, vert au cœur, bleu clair à la gorge, bleu indigo entre les deux yeux et violet au sommet de la tête. Enfin, visualisez et diffusez une lumière dorée de vos pieds à votre tête plusieurs fois jusqu'à ressentir un profond apaisement. Respirez, ouvrez les yeux doucement et remerciez votre cristal avant de terminer votre rituel. Vous avez retrouvé un alignement énergétique et nettoyé vos chakras des énergies inutiles.

QUAND L'UTILISER ? Lorsque vous devez intégrer vos dernières expériences, portez-la sur vous ~ Lorsque vous souhaitez avoir un enfant, gardez-la dans votre chambre ~ Lorsque vous pratiquez le yoga, placez-en plusieurs autour du tapis.

MOTS-CLÉS Assimilation, évolution, alignement

COULEUR Noir

CHAKRA Correspond à tous

ÉQUILIBRE LES SIGNES Bélier, Cancer, Scorpion, Verseau

PURIFICATION Fumigation

PROVENANCE Orient, Philippines, Polynésie, États-Unis, Inde, Russie

PRIX Faible

SYMBOLIQUE ORACLE
« Coupez les liens toxiques et prenez soin de votre énergie. »

ELLE AIDE POUR... Les problèmes de fertilité. La fièvre. La mauvaise circulation sanguine.

Topaze bleue, l'angélique

J'imagine cette pierre précieuse de sagesse sur la couronne des sirènes et des divinités aquatiques dans les légendes auxquelles je me sens si connectée.

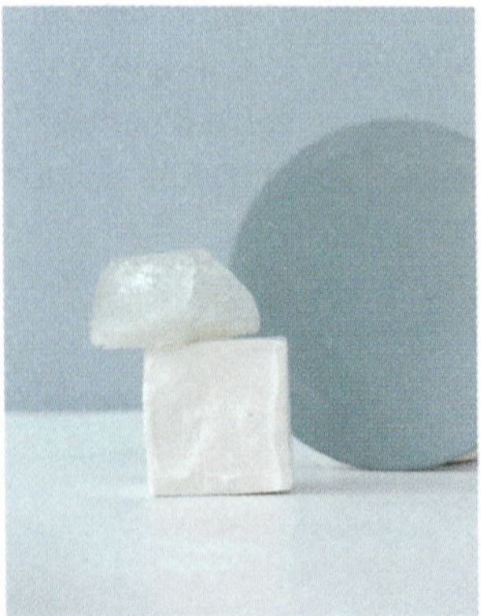

Son message Symbole angélique de sagesse et de vérité, la topaze bleue développe la justesse dans vos paroles. Elle suscite le verbe juste et créateur, afin que vous puissiez manifester à l'extérieur votre monde intérieur. Elle vous donne confiance pour vivre selon vos propres lois, selon ce qui vous correspond et non selon un système de croyances. Elle vous aide également à pardonner à ceux qui ont pu vous blesser. Vous libérez ainsi en vous un espace pour l'amour et la gratitude.

ELLE EST POUR VOUS SI... Vous voulez vous exprimer plus facilement ~ Vous avez besoin de développer le calme en vous ~ Vous souhaitez accéder à votre sagesse intérieure.

RITUEL D'AUTO-OBSERVATION Installez-vous confortablement avec votre cristal et synchronisez-vous quelques instants sur votre respiration. Prenez votre téléphone en main et consultez les derniers messages envoyés dans lesquels vous vous confiez à vos amis. Relevez vos habitudes de langage : êtes-vous souvent négatif ? Avez-vous le besoin constant de montrer que vous êtes là ? Êtes-vous assez à l'écoute ? Analysez vos mécanismes inconscients et posez de nouvelles intentions pour les améliorer dans les prochains jours. Notez quelques phrases pour les ancrer, puis conservez la liste avec vous, ainsi que la pierre, que vous pourrez remercier pour clôturer votre rituel.

QUAND L'UTILISER ? Lorsque vous souhaitez développer votre aisance en communication, portez-la près de vous ~ Lorsque vous faites un métier de transmission, portez-la en bijou ~ Lorsque vous avez besoin de soutien physique, méditez avec elle.

MOTS-CLÉS Sagesse, expression, méditation

COULEUR Bleu clair

CHAKRA Correspond aux 5e et 6^{e}

ÉQUILIBRE LES SIGNES Sagittaire, Vierge, Taureau, Lion, Bélier

PURIFICATION Fumigation

PROVENANCE Afghanistan, Brésil, Sri Lanka, États-Unis, Pakistan, Russie, Mexique, Inde, Allemagne

PRIX Élevé

SYMBOLIQUE ORACLE
« Vos anges veillent sur vous, c'est le moment d'oser. »

ELLE AIDE POUR... Les maux de gorge à répétition. L'anorexie. Le métabolisme lent.

Tourmaline noire, le bouclier

Je la prends dans mes mains dans les transports et chaque fois que je veux me protéger des émotions fortes de proches venus se confier à moi.

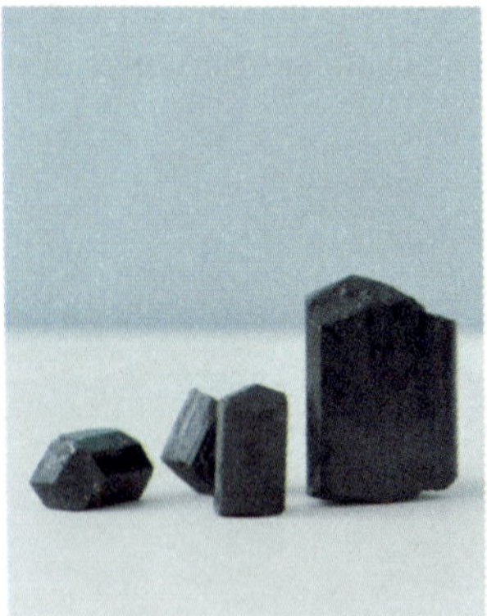

Son message Le plus puissant des boucliers, la tourmaline noire purifie et transforme toutes les énergies néfastes autour de vous et dans votre quotidien, pour que vous vous sentiez plus ancré, protégé et en sécurité. Elle bannit la peur, la colère et le rejet. Vous pouvez ainsi vous concentrer sur le positif. C'est un guérisseur puissant ; avec elle, vous n'aurez plus besoin de compenser ce vide à l'intérieur de vous par des achats compulsifs, de la nourriture ou des addictions, vous serez en mesure de calmer votre esprit et de distinguer ce qui est vraiment important. Elle est indispensable et sera à vos côtés chaque fois que vous en ressentez le besoin.

ELLE EST POUR VOUS SI... Vous voulez vous sentir plus ancré(e) ~ Vous voulez vous protéger des énergies et émotions autour de vous ~ Vous souhaitez retrouver votre pouvoir personnel.

RITUEL DE PROTECTION Prenez votre pierre dans vos mains et fermez les yeux. Visualisez une bulle de lumière autour de vous et répétez intérieurement : « Je suis protégé(e) par mon espace de lumière, ce dont je n'ai pas besoin ne m'atteint pas, je ne prends que ce qui est bénéfique pour moi. » À chaque expiration, votre bulle se renforce, grandit et brille. À chaque expiration, vous éliminez de votre espace sacré ce dont vous n'avez pas besoin. Utilisez ce rituel chaque fois que vous vous sentez attaqué(e) ou pollué(e) par votre environnement, chez vous, dans les transports ou les lieux publics. Lorsque vous en ressentez le besoin après des périodes ou journées difficiles, nettoyez votre pierre.

QUAND L'UTILISER ? Lorsque vous devez vous protéger dans les transports, prenez-la dans votre main gauche ~ Lorsque vous vous sentez éparpillé(e), méditez avec elle ~ Lorsque vous voulez vous protéger des émotions des autres, gardez-la près de vous.

MOTS-CLÉS Protection, ancrage, régénération

COULEUR Noir

CHAKRA Correspond au 1er

ÉQUILIBRE LES SIGNES Balance, Gémeaux, Cancer, Capricorne, Poissons

PURIFICATION Eau ou fumigation

PROVENANCE Brésil, Pakistan, Sri Lanka, Afrique, États-Unis, Australie, Afghanistan, Italie, Allemagne

PRIX Faible

SYMBOLIQUE ORACLE
« Vous n'avez pas à porter les problèmes de votre entourage, protégez-vous. »

ELLE AIDE POUR... Les troubles urinaires et de la vessie. La pression sanguine faible. Elle soutient la détox.

Turquoise, la protectrice

C'est la pierre des talismans égyptiens et des bijoux anciens. Une amulette puissante de protection.

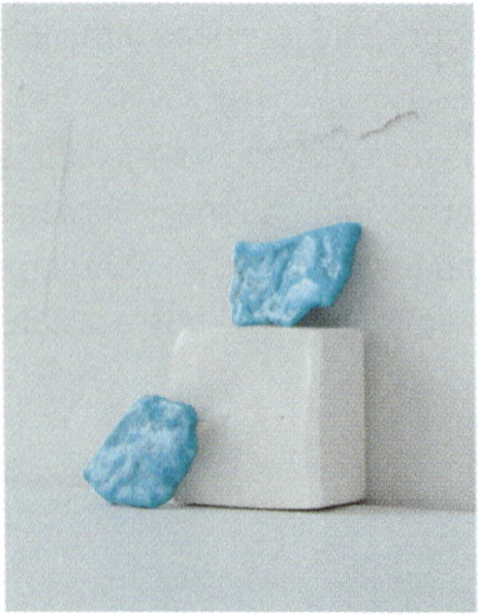

Son message Pierre sacrée de protection des Amérindiens depuis la nuit des temps, la turquoise apporte paix et abondance dans chaque famille. Elle vous offre l'opportunité de comprendre les mondes subtils et les esprits qui nous entourent. Avec elle, vous comprenez que nous sommes tous connectés et qu'il ne sert à rien de chercher à se protéger en s'isolant du monde. Vous créez votre propre réalité : si vous trouvez que le monde est magnifique, alors il le sera ; si vous pensez que la vie est dure, alors elle le sera. La turquoise développe la compréhension naturelle dans votre cœur et installe ainsi la sérénité.

ELLE EST POUR VOUS SI… Vous voulez amplifier la loi de l'attraction ~ Vous souhaitez renforcer la gratitude dans votre vie ~ Vous cherchez à développer vos perceptions subtiles.

RITUEL : ÉTAT DES LIEUX POUR AVANCER EN CONSCIENCE Installez-vous confortablement avec votre cristal et synchronisez-vous avec votre respiration. Sur une feuille, écrivez toutes les choses belles et satisfaisantes que vous possédez dans votre vie. Puis créez une nouvelle colonne et notez toutes les choses qui vous pèsent et qui ne vous conviennent plus. Essayez ensuite de ranger la liste de ce qui vous pèse par ordre de priorité et notez en face de chaque entrée une solution potentielle. Choisissez alors 3 intentions correspondantes et répétez : « À partir de maintenant, je choisis d'améliorer tel domaine de ma vie, j'ai le choix et la capacité de manifester mon propre bonheur. » Enfin, prenez un instant de calme et clôturez votre rituel. Remerciez et conservez la pierre sur vous.

QUAND L'UTILISER ? Lorsque vous posez des intentions, portez-la pour les amplifier ~ Si vous êtes un artiste en pleine expansion, portez-en une sur vous ~ Lorsque vous avez besoin de guérir vos maux de gorge, placez-la dessus.

MOTS-CLÉS Sagesse, guérison, connexion

COULEUR Turquoise

CHAKRA Correspond aux 5e et 6^e

ÉQUILIBRE LES SIGNES Scorpion, Sagittaire, Poissons, Verseau, Gémeaux

PURIFICATION Eau ou fumigation

PROVENANCE Chine, Tibet, États-Unis, Myanmar, Égypte, Iran, Pérou, France, Tibet, Afghanistan

PRIX Moyen

SYMBOLIQUE ORACLE
« Faites confiance à votre intuition, vos peurs ne sont que des garde-fous. »

ELLE AIDE POUR... Les douleurs multiples. Les maux de gorge fréquents. Elle soutient la convalescence.

Ulexite, l'inspirée

Appelée aussi la pierre « télévision » à cause de son effet loupe, elle est très originale. Elle m'offre de la clarté lors de méditations et séances de yoga.

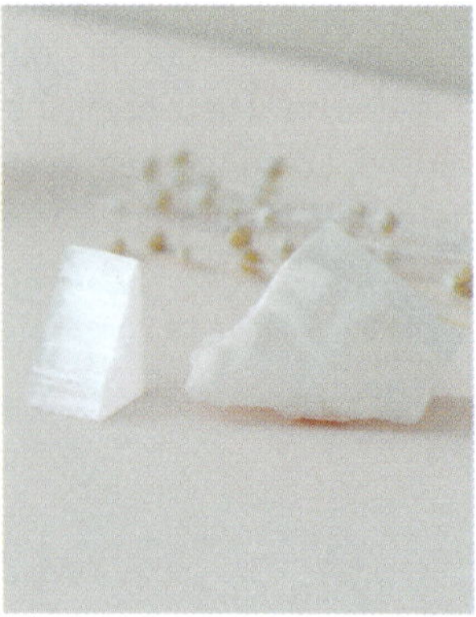

Son message L'ulexite apporte clarté et objectivité et dissout tous les obstacles présents dans votre esprit. Elle vous permet de vous relaxer, de laisser libre cours à votre imagination et de retrouver votre créativité dans votre travail. Avec elle, vous cessez de tout vouloir contrôler et d'être en action sans relâche. Vous pouvez alors observer vos émotions et vos pensées, obtenir des visions créatrices et évoluer différemment dans votre quotidien. C'est également un guide pour apprendre à lire dans le cœur de chacun, car elle amplifie votre intelligence émotionnelle.

ELLE EST POUR VOUS SI… Vous voulez développer votre discernement ~ Vous souhaitez interpréter vos rêves ~ Vous avez besoin de trouver une solution à un problème.

RITUEL DE YOGA INTUITIF Déroulez votre tapis et placez une ou plusieurs pierres autour de vous. Mettez une musique calme, relaxante ou bien des mantras en fond sonore. Installez-vous en lotus, puis prenez le temps de vous centrer calmement. Peu à peu, bougez votre corps, votre buste, vos bras au fil de vos respirations et de la musique. Vous pouvez alors enchaîner des postures de yoga que vous connaissez, vous mettre debout, remuer les bras, les jambes, la tête... de façon totalement intuitive. Utilisez cet instant pour vous laisser aller et faire les mouvements dont votre corps a besoin. À la fin, relaxez-vous au sol, remerciez votre pierre et nettoyez-la avant de la ranger. Ce rituel vous permettra d'être à l'écoute de vos mouvements intérieurs et de vous laisser inspirer par ce qui est bon pour vous.

QUAND L'UTILISER ? Lorsque vous faites votre yoga, placez-en sur le tapis ~ Lorsque vous méditez, prenez-la dans vos mains ~ Lorsque vous souhaitez analyser vos rêves, placez-la sur votre table de nuit.

MOTS-CLÉS Inspiration, clarté, vision

COULEUR Blanc transparent fibreux

CHAKRA Correspond aux 6e et 7e

ÉQUILIBRE LES SIGNES Gémeaux, Balance, Bélier, Capricorne, Cancer

PURIFICATION Fumigation

PROVENANCE États-Unis

PRIX Faible

SYMBOLIQUE ORACLE
« Puisez l'inspiration en vous et entrez dans un nouveau cycle de votre vie. »

ELLE AIDE POUR... Les troubles de la vue. Les maladies chroniques. Elle soutient la détox.

Unakite, la canalisante

Elle fait un très bon travail sur les blessures transgénérationnelles, je m'en sers lorsque je fais des expériences liées aux vies antérieures.

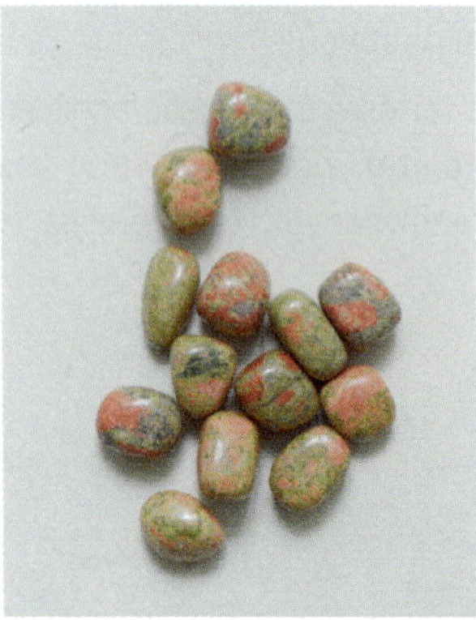

Son message Pierre de vision, l'unakite relie vos émotions profondes à vos intuitions, afin que vous puissiez comprendre la symbolique de ce que vous traversez. Pierre canalisante, elle vous ancre lorsque vous vous sentez désaxé(e) après une profonde méditation ou un voyage chamanique. Elle vous accompagne lorsque vous faites un travail sur vos vies passées ou vos lignées, afin de dissoudre toutes les tensions et les blocages qui ne vous appartiennent pas. Avec elle, vous serez à nouveau plein(e) de confiance face aux challenges de la vie.

ELLE EST POUR VOUS SI... Vous voulez vous équilibrer, entre méditation et ancrage ~ Vous voulez guérir vos blessures karmiques ~ Vous voulez continuer à développer votre intuition.

RITUEL DE CENTRAGE Lorsque vous vous sentez désaxé(e) après une méditation ou un travail spirituel, prenez votre pierre en main, fermez les yeux quelques instants et visualisez des racines partant de votre bassin qui s'ancrent profondément dans la terre. Puis ouvrez les yeux et prenez 3 profondes respirations. Tapotez doucement la tranche de vos mains l'une après l'autre quelques instants en répétant intérieurement : « Je suis ancré(e), je suis présent(e). » Vous pouvez également tapoter votre visage, vos clavicules ou votre thorax. Vous pouvez terminer en marchant en conscience, afin de ressentir le mouvement, le poids de vos pieds, et vous amuser à répartir votre poids sur l'intérieur, puis l'extérieur de vos pieds. Remerciez et conservez votre pierre sur vous.

QUAND L'UTILISER ? Lorsque vous faites une visualisation d'ancrage, méditez avec ~ Lorsque vos parents ont trop d'influence sur vous, portez-la avec vous ~ Lorsque vous avez besoin d'écouter davantage votre intuition, prenez-la dans vos mains.

MOTS-CLÉS Équilibre, discernement, confiance

COULEUR Vert et rouge

CHAKRA Correspond au 6[e]

ÉQUILIBRE LES SIGNES Scorpion, Capricorne, Vierge, Gémeaux, Lion

PURIFICATION Eau ou fumigation

PROVENANCE Afrique du Sud, États-Unis

PRIX Faible

SYMBOLIQUE ORACLE
« Plus vous serez centré(e) sur vos besoins et plus vous avancerez avec justesse. »

ELLE AIDE POUR... Les problèmes de fertilité. L'hyperactivité mentale. Elle soutient la perte de poids.

Zircon, le précieux

Il ressemble à un diamant et est monté sur de nombreux bijoux. Je le trouve fascinant, il m'aide à révéler ma lumière intérieure.

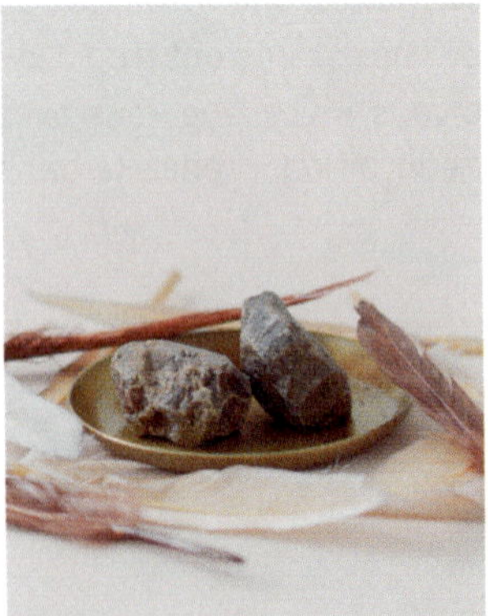

Son message Cousin du diamant et symbole de vertu, le zircon développe l'amour inconditionnel et vous accompagne pour trouver le partenaire idéal. Il élimine les préjugés, la jalousie, l'apitoiement et la discrimination et vous incite à regarder au-delà des apparences, pour vous relier à la fraternité universelle. Il développe votre persévérance lorsque vous visez un objectif précis et il dégage les barrières mentales qui pourraient se trouver sur votre chemin. Grâce à lui, vous distinguerez ce qui est vraiment important et ce qui ne l'est pas, afin de trouver la passion et la foi dans votre cœur.

IL EST POUR VOUS SI... Vous voulez développer la bienveillance et l'amour inconditionnel ~ Vous voulez croire en vos rêves ~ Vous souhaitez connaître ce qui est bon pour vous.

RITUEL D'AFFIRMATIONS POSITIVES Afin d'amplifier votre pouvoir de manifestation, portez sur vous votre pierre et répétez plusieurs fois par jour vos mantras ou affirmations. Cela peut être : « Chaque jour je vais de mieux en mieux », « J'attire à moi les bonnes personnes », « L'abondance entre dans ma vie à chaque instant » ou encore : « Chaque jour je reçois des cadeaux de la vie. » Répétez plusieurs fois ces affirmations en intégrant leurs bienfaits dans votre cœur.

QUAND L'UTILISER ? Lorsque vous souhaitez incarner la sagesse, portez-le en bijou ~ Lorsque vous avez du mal à dormir, placez-le sous votre oreiller ~ Lorsque vous désirez emplir votre cœur de gratitude, méditez avec.

MOTS-CLÉS Transformation, sagesse, paix

COULEUR Différentes couleurs

CHAKRA Correspond aux 1er, 3e et 4e

ÉQUILIBRE LES SIGNES Lion, Vierge, Sagittaire, Cancer, Poissons

PURIFICATION Fumigation

PROVENANCE Pakistan, États-Unis, Australie, Sri Lanka

PRIX Élevé

SYMBOLIQUE ORACLE
« C'est par la générosité que vous remplirez votre puits intérieur d'amour. »

IL AIDE POUR… Les insomnies. Les vertiges. Les sciatiques.

Mes mandalas de cristaux

Les grilles ou mandalas de cristaux sont de merveilleux outils pour accompagner vos rituels, vos méditations ou instaurer des énergies spécifiques dans les différentes pièces de votre maison.

Des alliances très puissantes Les grilles de cristaux sont de puissants vecteurs énergétiques : elles amplifient les effets de chaque pierre. En associant des cristaux aux bénéfices complémentaires, vous traitez votre problématique sous tous les angles. Par exemple, dans le but d'instaurer plus de sérénité, vous pouvez associer des pierres qui confèrent de l'apaisement, d'autres de la clarté, d'autres de la légèreté... Ensemble, elles se renforcent et potentialisent leurs bienfaits individuels.

Des figures sacrées Vous trouverez dans les pages suivantes des suggestions de grilles, conçues sur des modèles de figures géométriques et sacrées. La « géométrie sacrée » se retrouve dans chaque élément de la nature : les fleurs, les végétaux, les cristaux..., mais a également été utilisée depuis des millénaires pour construire des monuments ou créer des lieux aux énergies puissantes.

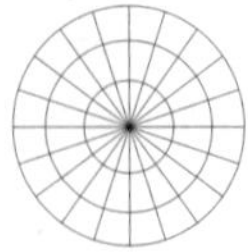

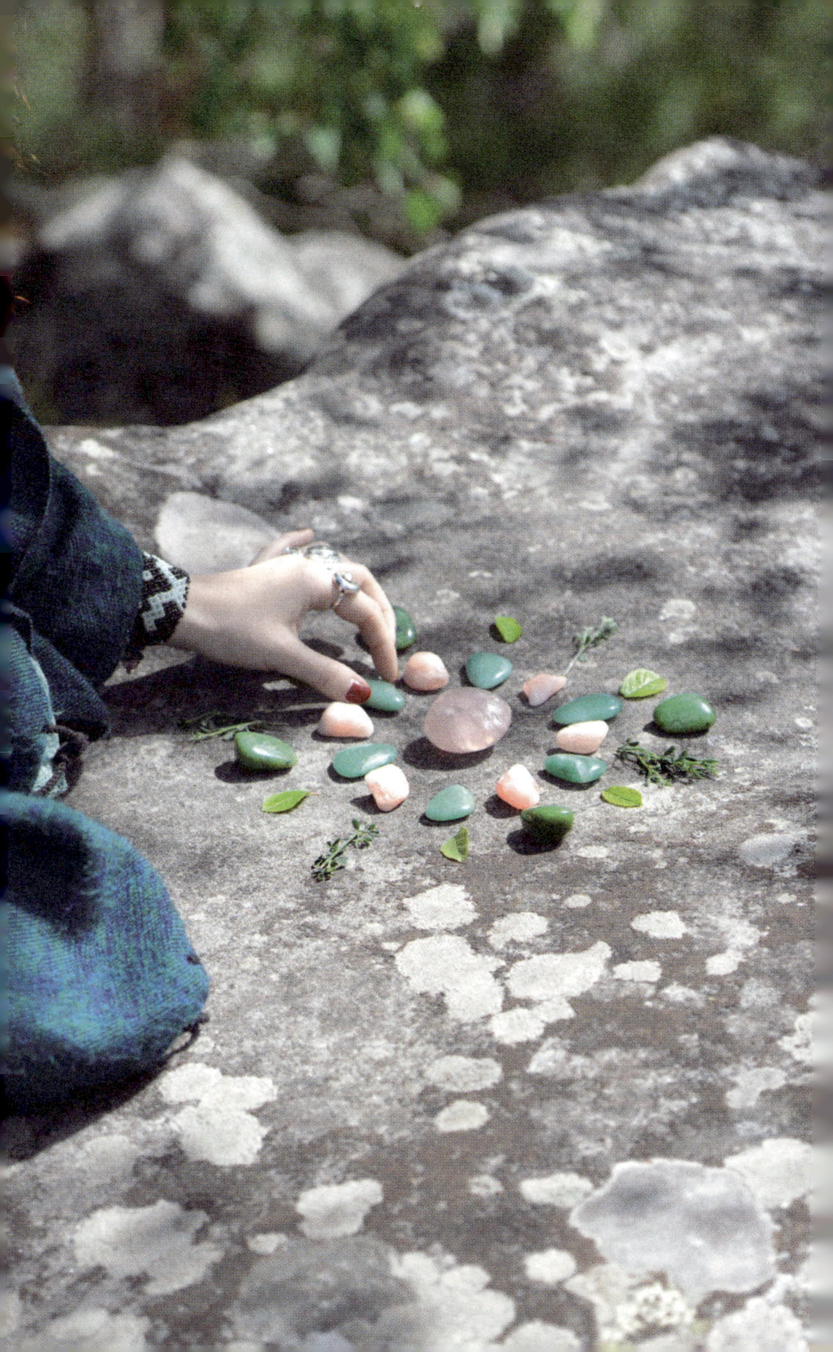

Disposer ainsi les pierres de façon harmonieuse et symétrique génère une synergie, qui démultiplie leurs bénéfices à travers les différents mandalas.

Composer un mandala de cristaux Pour créer votre mandala, munissez-vous de vos pierres, sélectionnées pour leurs propriétés complémentaires et selon votre objectif (gagner en sérénité, vous sentir protégé(e) ou encore retrouver l'amour de soi, par exemple). Choisissez le lieu où créer votre grille, dans un endroit accessible pour vous mais hors de portée des animaux ou des enfants. Installez-vous confortablement, prenez un temps pour respirer et vous centrer comme avant un rituel (voir p. 46).
Reproduisez le modèle : placez les pierres comme indiqué en commençant par la pierre du centre, puis en répartissant les suivantes autour de façon harmonieuse et équilibrée. Amusez-vous à créer des formes symétriques, avec un nombre pair ou impair de cristaux. Terminez votre création en l'agrémentant d'éléments naturels si vous le souhaitez jusqu'à ce que le résultat soit beau et satisfaisant pour vous. Ajouter à ces compositions des végétaux ou d'autres éléments qui vous inspirent permettra également de vous les approprier, de ritualiser le processus créatif et d'en faire un moment de pleine conscience, comme une méditation. Pleinement concentré(e) et connecté(e) aux pierres, vous serez prêt(e) à recevoir leurs énergies et le plus de bénéfices possible. Une fois que vous aurez pris l'habitude de les utiliser et que vous aurez pris confiance en vous, n'hésitez pas à suivre votre intuition et à imaginer, à l'aide des 70 cristaux présentés dans le livre, vos propres grilles. Je vous conseille de conserver la grille en place pendant 21 jours, temps idéal pour diffuser les énergies des pierres dans une maison ou pour les ancrer en vous lorsque vous poserez votre regard sur elles. Vous pouvez également choisir de travailler plus spécifiquement avec elles en méditant ou en répétant vos affirmations.

Méditer sur un mandala de cristaux La méditation est un moyen utile et efficace pour ressentir, connecter et diffuser l'énergie des pierres dans vos différents corps énergétiques. Méditer avec une grille permet également de prendre un temps pour ancrer vos intentions, vous libérer d'émotions ou pensées parasites et revenir à vous dans un quotidien parfois très chargé. Pour cela, il vous suffit de vous placer face à votre grille, idéalement assis(e) en posture de méditation, le regard posé sur les cristaux. Pas un regard intense, mais plutôt un regard doux et léger. Je vous conseille de programmer un minuteur, afin de ne pas être tenté(e) de regarder votre téléphone durant votre méditation. Vous pouvez débuter par 5 ou 10 minutes.

Prenez un temps les yeux fermés pour vous centrer, focaliser votre attention sur votre respiration, visualiser des racines qui s'enfoncent dans la terre et des antennes qui se connectent au ciel. Observez votre respiration, expirez profondément et libérez quelques sons si vous en ressentez le besoin. Puis posez l'intention de votre méditation, en lien avec la grille. Par exemple, avec un mandala d'amour, composé de cristaux dédiés au chakra du cœur, vous pouvez poser l'intention de vous aimer davantage. Ensuite, ouvrez les yeux et commencez votre méditation. Il n'y a rien à faire de plus qu'être dans l'instant présent, le regard simplement posé sur votre mandala. Chaque fois qu'une pensée apparaît (et il y en a beaucoup, c'est normal), revenez encore et toujours à votre respiration. Essayez de ne pas commenter mentalement la beauté ou l'aspect des pierres, contentez-vous de contempler, et revenez sans cesse à vos expirations et inspirations, en vous rappelant également votre intention.

Une fois votre méditation terminée, remerciez vos pierres, observez les sensations ou émotions présentes en vous, prenez éventuellement quelques notes et retournez à votre quotidien avec davantage de sérénité.

Amour de soi

Cette alliance de cristaux concentre des énergies douces et féminines pour réconcilier toutes les parts de votre être et ainsi vous considérer avec écoute, compassion, bienveillance et amour. Vous pouvez la disposer dans votre chambre ou dans un espace sacré, pour méditer en la regardant. Agrémentez-la de pétales de rose ou de végétaux qui vous inspirent.

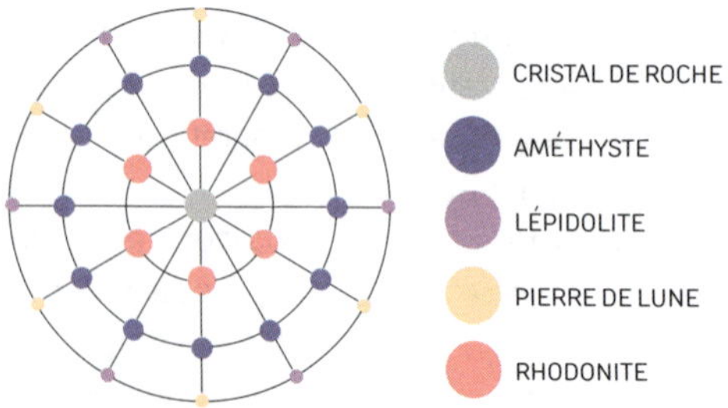

● **CRISTAL DE ROCHE, pour amplifier les énergies.** Le quartz blanc au centre de la grille permet de cristalliser les énergies des autres pierres, de les amplifier et de les diffuser. Il est le maître du mandala, donnant plus de puissance aux autres cristaux. Il absorbe les émotions qui vous polluent pour vous mettre en état de réceptivité totale et donc mieux traverser chacun de vos ressentis.

● **AMÉTHYSTE, pour s'ouvrir à l'amour de soi.** Les améthystes, avec leur énergie apaisante pour le mental, ont pour rôle de supprimer vos pensées négatives et de vous recentrer sur votre intériorité. Elles entourent le cristal de roche pour vous accompagner dans vos retrouvailles intérieures avec un maximum de sérénité. Elles laissent ainsi la place pour un nouveau système de croyances où vous vous aimez davantage.

● **LÉPIDOLITE, pour écouter ses besoins.** Les lépidolites vous permettent de retrouver votre alignement émotionnel, elles seront vos assistantes douceur dans cette exploration personnelle. Elles vous accompagnent afin de reconquérir votre indépendance, pour ne plus vous perdre dans des relations qui ne vous conviennent plus. Elles vous réconfortent lorsque vous vous oubliez, elles vous aident à écouter vos besoins et à faire de vous une priorité.

PIERRE DE LUNE, pour se regarder avec bienveillance. Avec les pierres de lune, cristaux en lien avec la sensibilité et la féminité, vous retrouvez la douceur et la bienveillance dans votre cœur. Elles développent également votre intuition, pour vous aider à reconnaître ce qui est bon pour vous. Grâce à elles, vous déployez votre boussole intérieure et vous guidez votre quotidien avec plus d'aisance.

RHODONITE, pour retrouver la compassion. Les rhodonites, pierres de pardon et de fraternité, vous permettent d'apaiser vos anciennes relations, de vous pardonner et de pardonner aux autres. Vous pouvez ainsi tourner la page, laisser le passé derrière vous et entamer un nouveau chapitre de votre vie.

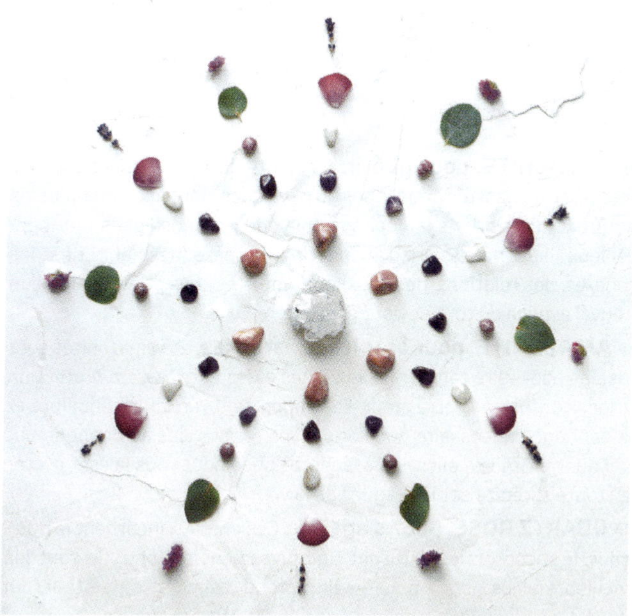

Guérison

Ce mandala permet d'accompagner une guérison, après une blessure, un choc, une maladie ou un traitement médical. Il amplifie nos pouvoirs guérisseurs afin d'accélérer et d'optimiser le processus de rétablissement. Il développe également la patience, la compassion et la confiance envers notre corps, afin que, assuré(e) que tout se passera bien, vous puissiez intégrer ses vibrations positives.

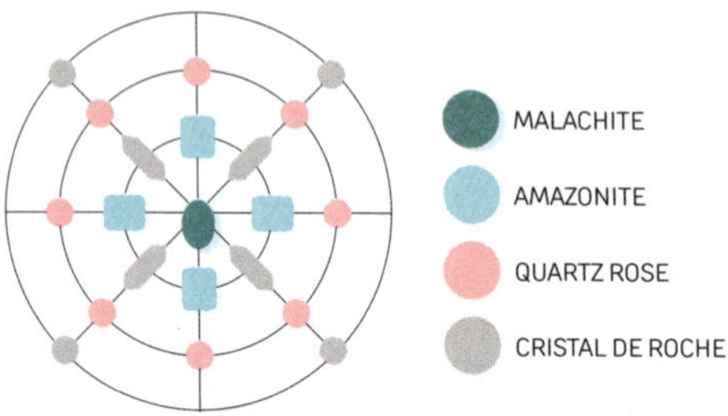

MALACHITE, pour guérir. Au centre de la grille, elle panse les blessures du passé, symboliques ou physiques, pour accompagner les différents corps dans la guérison. Elle porte un enseignement merveilleux : il est nécessaire d'abandonner le passé (des habitudes, des réflexes, des relations, des lieux) pour muer et ainsi parvenir dans un nouvel espace où tout devient possible.

AMAZONITE, pour ôter les résistances. Les amazonites sont idéales pour faire tomber les masques et les barrières de protection érigées autour de votre cœur. Elles apportent réconfort, équilibre et la confiance nécessaire pour briser vos résistances au changement qui guérit. Grâce à elles, vous lâcherez prise pour vous laisser porter en toute sérénité par les vagues de la vie.

QUARTZ ROSE, pour s'apaiser. Ces cristaux incarnent la douceur, le réconfort et diffusent un apaisement profond. Ce sont les meilleurs alliés pour un sommeil profond, calme et réparateur, qui permet à l'énergie de circuler librement et de vous guérir. Le quartz rose vous rappelle que tout est déjà en vous et que la solution à vos blessures se trouve dans votre cœur.

● **CRISTAL DE ROCHE, pour se nettoyer.** Les cristaux de roche absorbent les énergies dont vous n'avez plus besoin et ainsi vous libèrent pour entreprendre le processus de guérison. Vous serez en mesure d'accueillir de nouvelles vibrations et opportunités dans votre vie. Ce sont également de puissants amplificateurs des autres pierres guérisseuses de la grille.

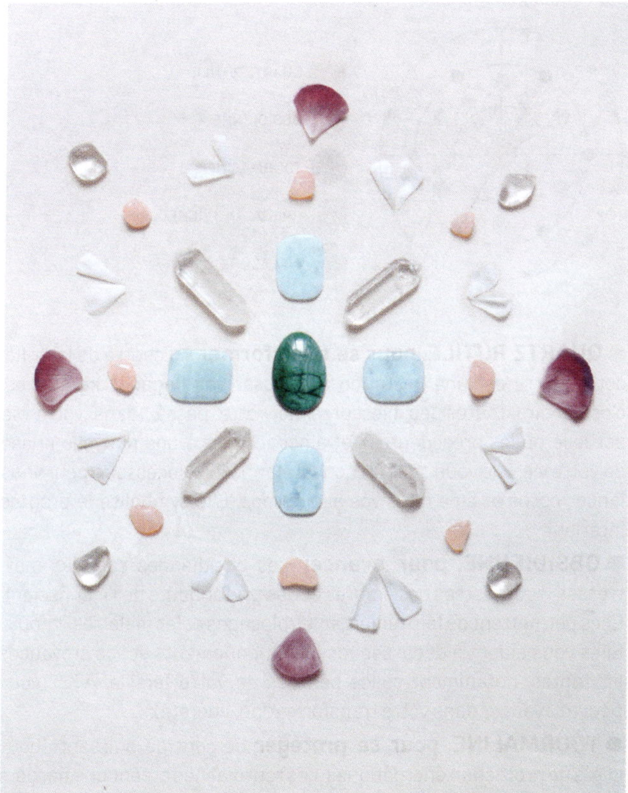

Transformation

Lorsque vous traversez des périodes de bouleversements, cette grille vous protégera de l'angoisse, des anticipations anxieuses de votre entourage et vous ancrera solidement dans vos convictions. Elle apaisera vos peurs et vous permettra de croire en de nouveaux horizons lumineux. Placez-la dans la pièce principale de votre maison afin de méditer dessus régulièrement.

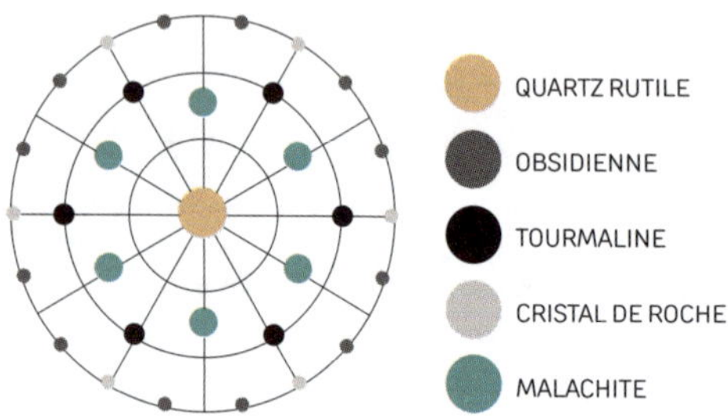

● **QUARTZ RUTILE, pour se transformer** Au centre de la grille, cette pierre est une invitation à déposer vos bagages karmiques, c'est-à-dire toutes les blessures de votre passé (dans votre vie actuelle ou les précédentes), et ainsi accéder à une nouvelle phase de votre vie. Elle vous offre un nouvel élan, la joie nécessaire pour vous lancer corps et âme dans vos aspirations. Elle symbolise le progrès intérieur.

● **OBSIDIENNE, pour avancer** Les obsidiennes sont les maîtresses incontestées des ombres et des profondeurs de l'inconscient. Elles permettent de faire émerger les blocages et les malaises enfouis. Elles vous aident à dépasser vos conditionnements et vos croyances limitantes, notamment celles héritées de votre famille. Ainsi, vous pouvez avancer dans votre transformation, libéré(e).

● **TOURMALINE, pour se protéger** Ce sont de puissants boucliers de protection énergétiques. Les tourmalines créent une barrière autour de vous, qui vous protège des émotions des autres, de leur peur pour vous ou du changement : cela ne fait que vous mettre un poids sur les épaules pendant cette période de transformation. Elles vous ancrent profondément dans l'instant présent, afin de vous protéger de la peur du changement, du futur et de l'inconnu.

● **CRISTAL DE ROCHE, pour s'équilibrer** Ces grandes pierres guérisseuses sont idéales pour absorber toutes les pollutions émotionnelles, psychiques et énergétiques qui vous entourent. Elles amplifient les énergies des autres pierres et agissent comme des convertisseurs énergétiques. Telles des éponges, elles absorberont les énergies négatives et vous allégeront de tout ce qui vous perturbe au quotidien.

● **MALACHITE, pour apprendre de ses erreurs** Elles sont les clés de votre évolution : elles enseignent à discerner les mécanismes du passé à ne pas reproduire. Ce sont de puissants transmetteurs de sagesse. Grâce à elles, vous abandonnerez vos anciens schémas pour de nouveaux modes de vie sains et adaptés à vos besoins.

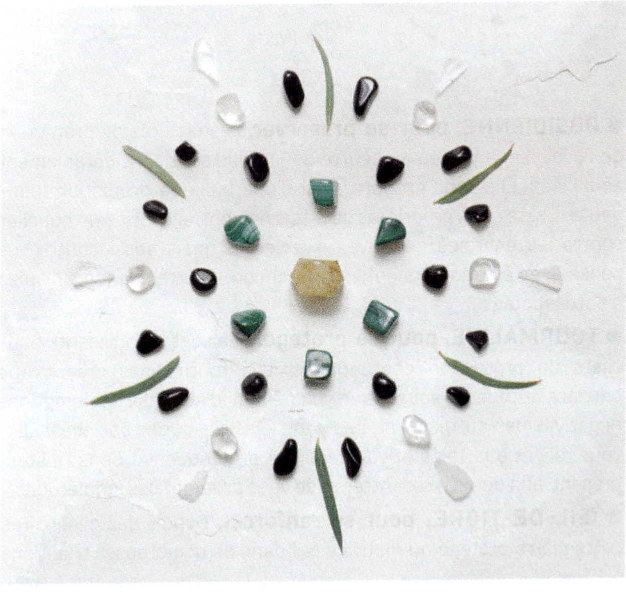

Protection

Cette grille est un puissant outil lorsque vous faites face à des émotions difficiles, que vous vous sentez dépassé(e) par les événements. Elle vous permettra de repousser les mauvaises émotions et influences. Elle est aussi très utile après une longue période de deuil, tristesse ou maladie, lorsque votre taux vibratoire est au plus bas. Vous pouvez la placer dans l'entrée de votre maison, ou au bureau dans un endroit discret.

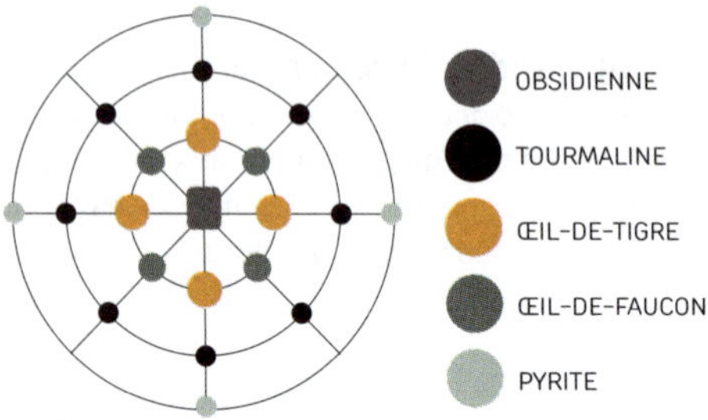

● **OBSIDIENNE, pour se préserver.** Les facultés de protection de l'obsidienne placée au centre de la grille sont considérablement amplifiées. Elle vous entoure ainsi d'une bulle de protection lumineuse. Grâce à ses propriétés de discernement, elle forme un bouclier contre les énergies négatives extérieures, mais aussi contre vos pensées et émotions négatives, ou encore contre vos mécanismes d'autosabotage.

● **TOURMALINE, pour se protéger.** Ce sont de puissants boucliers de protection énergétiques. Les tourmalines créent une barrière autour de vous, pour vous éviter d'absorber les émotions négatives des autres et ne pas vous laisser alourdir par elles. Elles vous relient à la Terre et vous ancrent profondément dans l'instant présent, afin de vous recentrer et de vous protéger des inquiétudes.

● **ŒIL-DE-TIGRE, pour se renforcer.** Depuis des millénaires, cette pierre protège du mauvais œil dans de nombreuses traditions.

Elle renforce l'estime de soi, donne confiance pour vous assurer votre propre sécurité intérieure. Elle est idéale pour renforcer votre mental et votre ego : de quoi vous garder hors de danger, en contrôle, quelle que soit la situation.

- **ŒIL-DE-FAUCON, pour savoir ce qui est bon.** Ce sont de très bons outils pour développer votre discernement et ainsi reconnaître à qui vous pouvez vous fier ou non. Vous pourrez alors accorder votre confiance aux bonnes personnes et éviter les situations ou personnes négatives et mangeuses d'énergie.
- **PYRITE, pour rester centré.** Ces pierres lumineuses sont des symboles de prospérité et de réalisation. Elles vous permettent de conserver un ancrage suffisant et de déployer des idées novatrices pour vous sortir de toutes les situations négatives. Elles offrent une protection supplémentaire en absorbant les énergies malvenues lorsque vous avez besoin de vous concentrer sur une tâche précise.

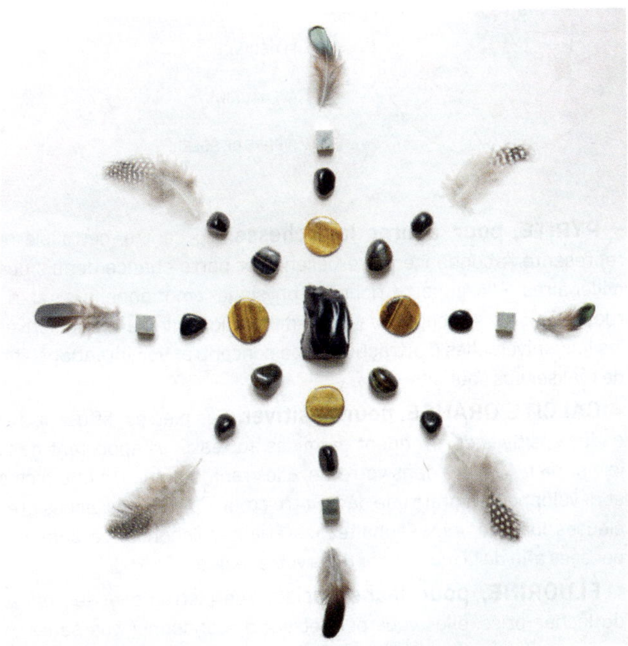

Abondance

Cette grille est idéale à placer dans votre environnement, afin de méditer sur vos capacités de réalisation personnelle. Elle vous permettra d'attirer la richesse, de faire confiance à la vie, de lâcher prise et de suivre les messages qu'il vous envoie pour réussir dans votre quotidien. L'abondance se trouve constamment autour de nous, il suffit de la manifester. Vous pouvez accompagner vos pratiques d'affirmations positives afin d'amplifier les effets de cette grille.

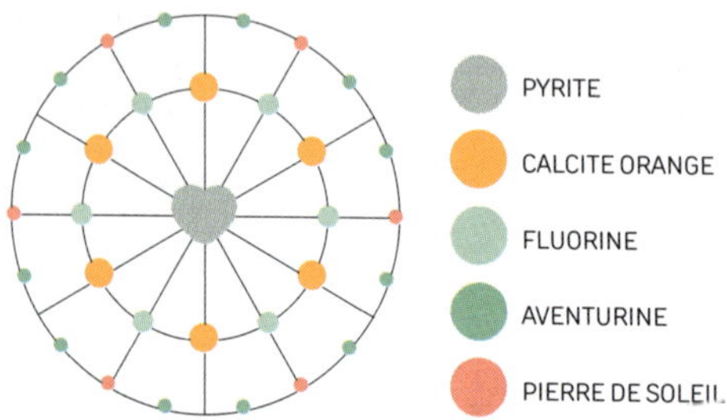

PYRITE, pour attirer la richesse. Au centre, cette pierre représente l'abondance par excellence et porte chance depuis des millénaires. Elle apporte richesse physique, émotionnelle et spirituelle. Grâce à ses capacités de manifestation, elle permet d'activer les lois universelles d'attraction et de concentrer vos intentions afin de réaliser vos souhaits.

CALCITE ORANGE, pour positiver. Ces pierres diffusent des ondes positives et rayonnent parmi les autres. Elles apportent de la joie et de la lumière dans votre vie. Elles renforcent votre optimisme et développent la gratitude dans votre cœur. Ce sont des alliées précieuses lorsque vous souhaitez matérialiser l'abondance dans vos pensées afin de la manifester dans votre réalité.

FLUORINE, pour lâcher prise. Ces pierres sont les reines du lâcher-prise, elles vous permettent d'abandonner vos peurs du manque et votre insécurité. Vous serez alors capable d'apaiser le petit vélo dans votre esprit et de calmer le flot de vos pensées. Cela laissera ainsi de l'espace aux cadeaux pour arriver dans votre vie.

● **AVENTURINE, pour faire confiance.** Ces pierres sont de vrais boosters de joie et d'espoir. Elles apportent la confiance dans le cœur, soufflent à votre oreille que tout se passera bien et que vous ne manquerez de rien. Vous serez alors en mesure de faire confiance à la vie, aux signes qu'elle vous envoie à travers les synchronicités, et de les saisir.

● **PIERRE DE SOLEIL, pour rayonner.** Ces pierres solaires sont les plus puissants véhicules de lumière et d'optimisme qui existent. Elles vous permettent de profiter de la vie et de manifester davantage le positif et l'abondance, autour de vous. Ce sont de véritables talismans porte-bonheur, afin d'être en mesure de jouir de la vie au maximum sans culpabiliser.

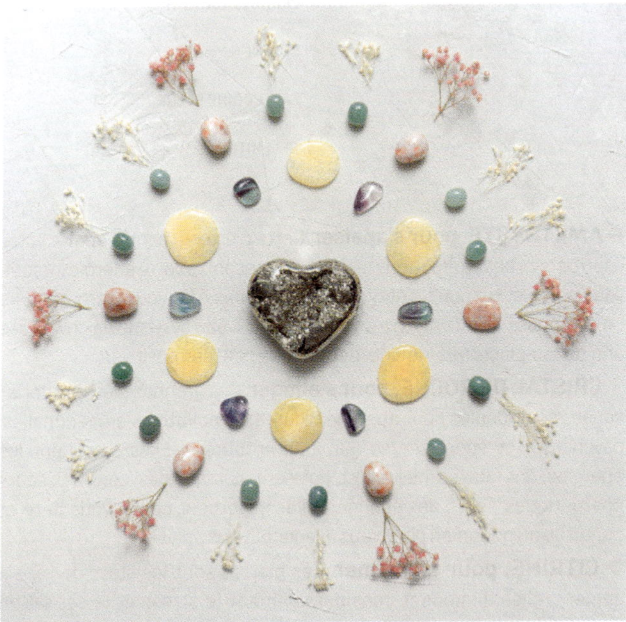

Sérénité

Cette grille apporte de douces vibrations. Elle apaisera vos anxiétés et diffusera en vous de lumineuses ondes. Idéale dans une chambre, elle améliore la qualité du sommeil, la rapidité d'endormissement et accompagne vos méditations à la perfection. C'est également un mandala merveilleux à placer sous le lit d'un enfant si ce dernier est agité ou perturbé. Son taux vibratoire est très élevé, elle vous accompagnera aussi pour vous ressourcer lorsque vous vous sentez dépassé(e), en colère ou après une longue période tumultueuse.

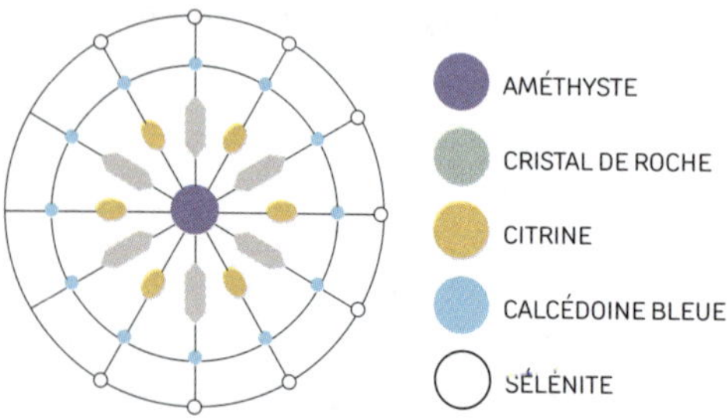

● **AMÉTHYSTE, pour s'apaiser.** Cette pierre au centre apaise votre esprit, absorbe vos émotions négatives et recentre votre énergie lorsque vous vous sentez confus et que vous avez besoin de vous retrouver. Elle offre la possibilité de mettre en place un nouveau système de croyances afin de remplacer vos inquiétudes par des pensées positives.

● **CRISTAL DE ROCHE, pour s'alléger.** Ces grandes pierres guérisseuses sont idéales pour absorber toutes les pollutions émotionnelles, psychiques et énergétiques qui vous entourent. Elles amplifient les énergies des autres pierres et agissent comme des convertisseurs énergétiques. Telles des éponges, elles absorbent ce qui vous pèse et perturbe au quotidien pour vous alléger et vous apaiser.

● **CITRINE, pour se calmer.** Ces pierres sont les stars de l'apaisement, elles diminuent considérablement le stress et la sensation d'oppression émotionnelle. Si vous avez du mal à digérer certaines épreuves au quotidien, elles sauront directement apaiser votre mal-être. Confiez-leur vos angoisses et vos frustrations sans hésitation.

● **CALCÉDOINE BLEUE, pour communiquer.** Ces jolis cristaux sont vos guides afin de communiquer avec plus de sérénité et d'apaisement. Vous pourrez alors oser exprimer vos sentiments sans colère ni peur du jugement des autres. Ils facilitent la transmission et l'échange dans les familles et calment l'esprit agité des enfants.

○ **SÉLÉNITE, pour la clarté.** Ces pierres sont de véritables anges gardiens, elles apportent calme et apaisement à tout instant de la journée. Elles offrent une paix intérieure bienvenue lorsque le flot de pensées se fait trop pesant et brouillon. Elles renforcent également la puissance purificatrice et lumineuse des cristaux alentour.

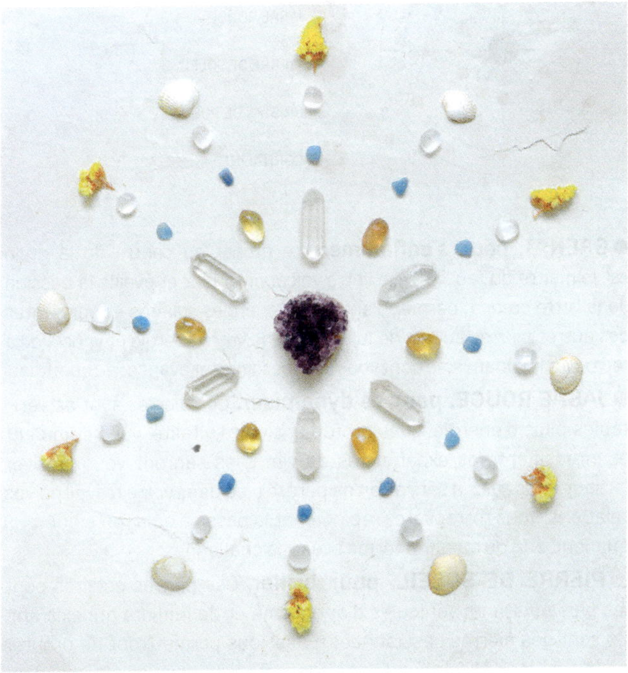

Passion

Cette grille ranime la passion, elle est idéale pour relancer le dynamisme dans votre couple ou réapprendre à vous aimer. Vous pouvez méditer avec elle et conserver les pierres sur vous pendant la journée pour encore plus d'efficacité. Vous pouvez la mettre sur votre table de nuit le soir lorsque vient le moment de retrouver votre intimité avec votre cher/chère et tendre. C'est aussi un mandala adapté pour booster votre créativité et votre motivation dans vos projets.

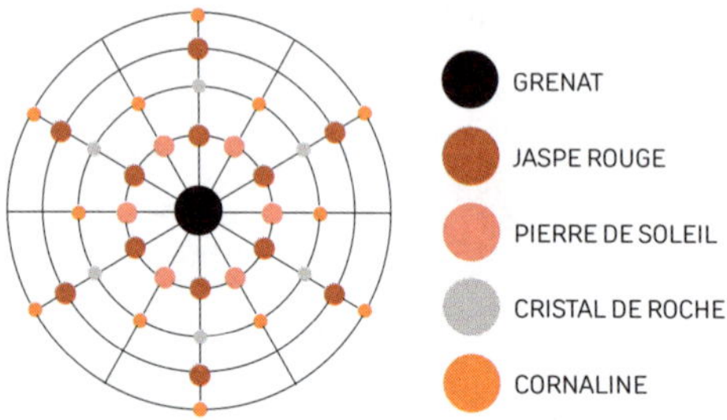

● **GRENAT, pour s'enflammer.** Le grenat au centre de la grille est le maître du feu, il ravive votre volcan intérieur et éveille la passion dans votre cœur. Il permet d'ancrer les énergies solaires et puissantes des autres pierres autour de lui. Il enracine votre énergie et vous aide à retrouver le dynamisme dont vous avez besoin pour avancer au quotidien.

● **JASPE ROUGE, pour se dynamiser.** Ces pierres sont de véritables piles d'énergie, elles renforcent votre vitalité, vous stimulent et intensifient vos expériences de vie. Elles sauront vous motiver lorsque vous avez la sensation de perdre pied dans votre travail ou vos relations. Vous retrouverez rapidement la passion et la force qui vous animent, afin de mener à terme tous vos challenges.

● **PIERRE DE SOLEIL, pour briller.** Ces pierres solaires sont les plus puissants véhicules d'optimisme et de lumière qui existent. Ce sont des pierres passionnées. Elles vous permettront de profiter de la vie et de manifester la joie tout autour de vous. Ce sont de véritables talismans porte-bonheur, afin de jouir de la vie et des plaisirs sans culpabiliser.

● **CRISTAL DE ROCHE, pour se booster.** Ces grandes pierres guérisseuses sont idéales pour absorber toutes les pollutions émotionnelles, psychiques et énergétiques qui vous entourent. Elles amplifient les énergies des autres pierres et agissent comme des convertisseurs énergétiques. Elles boosteront votre vitalité et vous permettront de bénéficier des énergies et de la passion du mieux possible.

● **CORNALINE, pour révéler sa féminité.** Ces magnifiques pierres féminines stimuleront votre créativité et votre féminité sur tous les plans – même si vous êtes un homme ! Elles ravivent votre passion intérieure, votre ingéniosité et vous connectent à votre intuition naturelle, pour savoir ce qui est bon pour vous et ainsi vous lancer corps et âme dans la bonne direction.

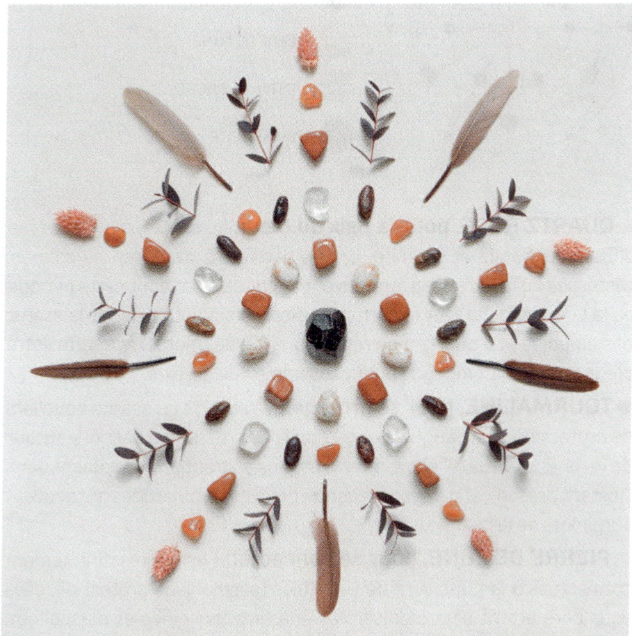

Pleine lune

Destinée à la pleine lune, pour équilibrer ses énergies parfois excessives et agitées, cette grille, avec ses cristaux apaisants, calme le flot d'émotions, l'agitation et l'hypersensibilité. Pour méditer, placez-la dans votre chambre, ou près de votre baignoire si vous souhaitez vous relaxer dans un bain. Vous pouvez aussi faire vos rituels de purification et de manifestation auprès d'elle, lors d'une nouvelle ou pleine lune, afin d'en amplifier les vibrations énergétiques.

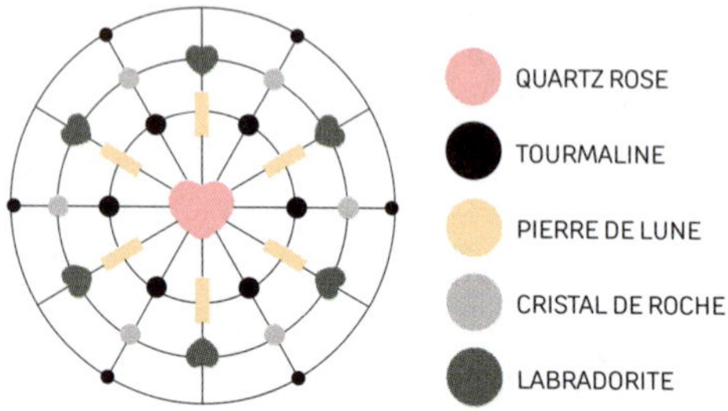

QUARTZ ROSE, pour la paix du cœur. Au centre, ce quartz rose diffuse confiance et sérénité. Il vous permettra d'apaiser les colères, tristesses ou frustrations qui peuvent apparaître pendant cette période où la Lune amplifie tout et parfois à l'excès. Ainsi, vous ne vous laisserez pas emporter. Le quartz rose rééquilibre vos émotions, réchauffe votre cœur et vous accompagne pour passer une nuit sereine.

TOURMALINE, pour se protéger. Ce sont de puissants boucliers de protection énergétique. Les tourmalines créent une barrière autour de vous. Elles vous relient à la Terre et vous ancrent profondément dans l'instant présent, afin de vous recentrer, loin des inquiétudes qui peuvent surgir lors de la pleine lune.

PIERRE DE LUNE, pour se connecter. Ces pierres directement connectées à la Lune sont de véritables talismans de protection, elles vous permettent d'harmoniser vos énergies féminines et masculines.

Vous serez également davantage en mesure de vous relier à votre intuition juste. De quoi profiter des énergies lunaires sans subir l'agitation qu'elles créent dans votre esprit.

● **CRISTAL DE ROCHE, pour se libérer.** Ces grandes pierres guérisseuses sont idéales pour absorber toutes les pollutions émotionnelles, psychiques et énergétiques qui vous entourent. Elles amplifient les énergies des autres pierres et agissent comme des convertisseurs énergétiques. Telles des éponges, elles absorberont toutes les énergies excessives et vous allégeront de tout ce qui vous perturbe pendant ces quelques jours.

● **LABRADORITE, pour rester aligné.** Ces pierres, symboles de transmutation, permettent de vous protéger des influences extérieures afin de rester droit dans vos bottes. C'est aussi un outil utile pour vous connecter à vos ressentis et savoir ce qui est bon pour vous dans les moments où tout est flou, lorsque la Lune emmêle vos émotions.

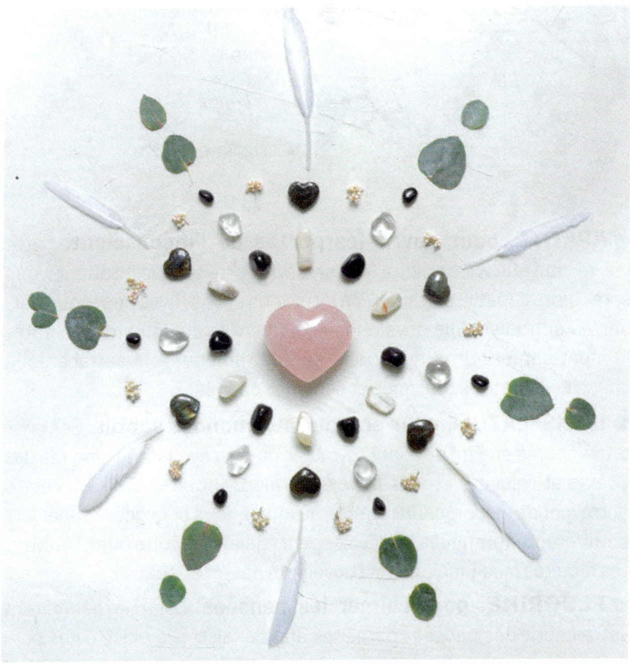

Connexion

Cette grille vous accompagnera parfaitement lors de vos méditations, cours de yoga ou visualisations. Elle permettra à votre conscience de s'étendre, de développer votre intuition et de vous connecter à votre être profond. Confiez-lui votre esprit afin que vos pensées s'apaisent et que vous puissiez entrer dans un espace de profonde détente et de légèreté. Vos énergies pourront circuler librement et vous serez alors en mesure de percevoir les signes que l'univers vous envoie.

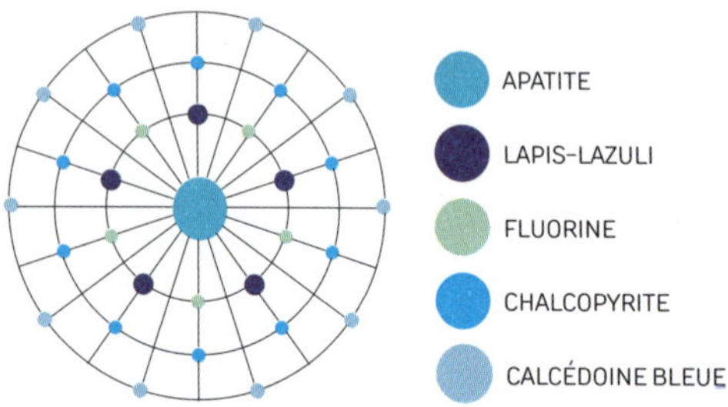

● **APATITE, pour ouvrir les portes de l'inconscient.** Cette pierre centrale vous ouvrira les portes de votre temple intérieur. Vous serez alors capable d'utiliser vos intuitions et vos rêves pour vous guider au quotidien. Elle développe également la communication entre le mental inférieur et supérieur, afin de ramener à la surface de la conscience nos mécanismes et schémas cachés.

● **LAPIS-LAZULI, pour accéder aux mondes subtils.** Ces cristaux vénérés en Égypte sont le symbole du passage entre le monde des vivants et celui des esprits. Ils vous permettront de lever le voile entre notre monde et les mondes subtils, auxquels nous pouvons accéder lors de différentes pratiques. Ils développent également votre foi en l'univers, vos facultés médiumniques et l'ouverture de votre 3e œil.

● **FLUORINE, pour calmer les pensées.** Ces pierres libèrent votre esprit des pensées parasites afin de laisser la place à vos perceptions subtiles. Elles créent un pont entre votre esprit et votre cœur, afin que vous trouviez en vous la confiance en la vie dont vous avez besoin et accédiez ainsi à de nouvelles informations fournies par votre intuition.

- **CHALCOPYRITE, pour s'harmoniser.** Ces cristaux sont des ancrages puissants qui font circuler l'énergie dans tout votre organisme et permettent d'aligner tous vos chakras. Ils sont également des guérisseurs et suppriment les éventuels blocages qui peuvent survenir sur votre chemin spirituel.
- **CALCÉDOINE BLEUE, pour méditer.** Ces pierres vous apporteront clarté et paix intérieure, afin d'entrer dans un état méditatif profond et de vous connecter à vos perceptions subtiles. Elles seront également utiles pour aller à la rencontre de vos guides lors de méditations ou visualisations.

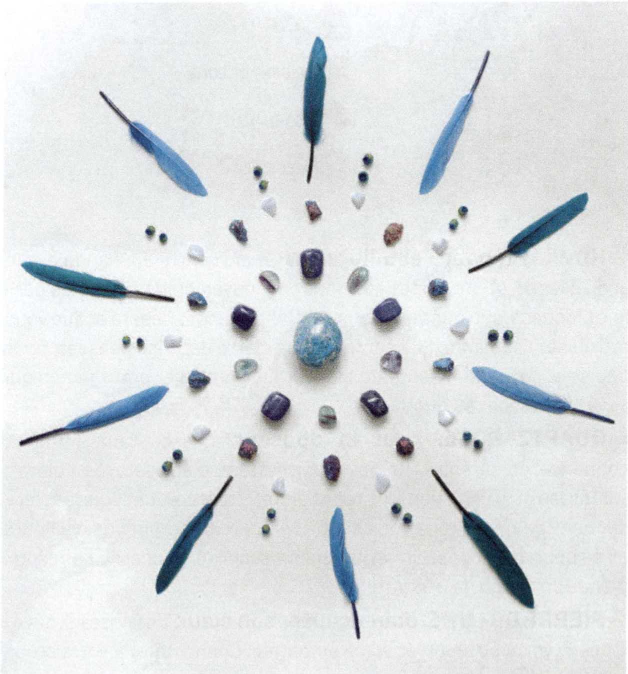

Féminité

Symbole de féminité, cette grille apporte douceur et apaisement, ainsi qu'amour et réceptivité. Elle est idéale si vous cherchez à apaiser vos relations, à trouver un amour véritable ou encore à développer une part plus féminine en vous. Elle amplifie votre intuition et vous permet d'être davantage en conscience dans l'instant présent. Placez-la dans votre chambre et méditez avec elle chaque soir avant de vous coucher en portant les mains sur votre cœur.

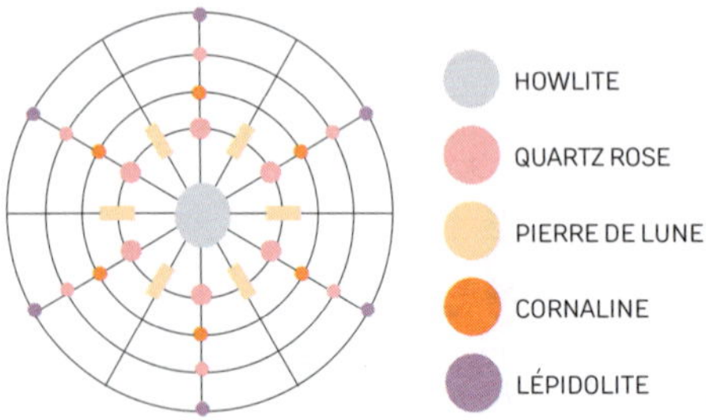

HOWLITE, pour l'équilibre. Placée au centre du mandala, elle apaise les émotions fortes et remet en mouvement les énergies parfois bloquées, afin que vous vous sentiez plus léger/légère et que vous retrouviez l'équilibre. Elle confère de la clarté dans les pensées, pour que vous soyez en mesure de trouver les paroles et actes justes qui aident à avancer au quotidien.

QUARTZ ROSE, pour la douceur. Ces cristaux diffusent confiance et sérénité. Ils vous permettent d'apaiser vos colères, tristesses ou frustrations. Ils réchauffent votre cœur et vous accompagnent pour que vous vous sentiez en paix. Ils seront vos meilleurs alliés pour développer un sentiment de sécurité et ainsi ne pas exprimer de colère ou de frustration.

PIERRE DE LUNE, pour écouter son cœur. Ces cristaux développent votre intuition et votre empathie. Connecté(e) à votre cœur, vous captez et vous comprenez plus facilement les émotions des autres. Si vous avez tendance à vous protéger ou si vous avez du mal à montrer votre affection, les pierres de lune vous aident à développer la tendresse et la douceur dans vos relations.

● **CORNALINE, pour la créativité.** Ce sont les symboles de la créativité féminine, les cornalines inspirent des solutions innovantes qui vous permettent de surmonter les obstacles au quotidien. Ce sont également de bons outils lorsque vous souffrez d'hyperémotivité ou de douleurs physiques liées au système hormonal, afin d'harmoniser tout votre système.

● **LÉPIDOLITE, pour se réconforter.** Ce sont vos assistantes douceur dans le chemin vers votre indépendance. Elles vous apprennent à vous sortir des relations qui ne vous conviennent plus, même si cela ne semble pas facile. Lorsque vous pensez que vos besoins n'ont pas d'importance, elles rétablissent votre estime personnelle afin de faire passer vos besoins en priorité sans culpabilité.

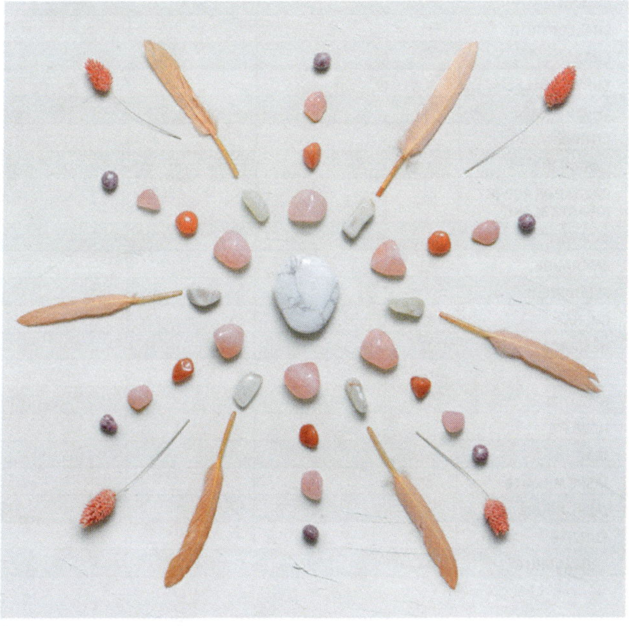

LES CRISTAUX ADAPTÉS AUX CHAKRAS

	PAGES	CHAKRA 1 LE CHAKRA RACINE	CHAKRA 2 LE CHAKRA SACRÉ	CHAKRA 3 LE CHAKRA DU PLEXUS SOLAIRE
AGATE	74	X	X	X
AIGUE-MARINE	76			
AMAZONITE	78			
AMBRE	80		X	X
AMÉTHYSTE	82			
APATITE	84	X		
APOPHYLLITE	86			
ARAGONITE	88			
AVENTURINE	90			
AZURITE	92			
BOIS FOSSILE	94	X		
CALCÉDOINE BLEUE	96			
CALCITE ORANGE	98			X
CALCITE VERTE	100			
CÉLESTITE	102			
CHALCOPYRITE	104			
CHAROÏTE	106			
CHRYSOCOLLE	108			
CHRYSOPRASE	110			
CITRINE	112			X
CORNALINE	114		X	X
CRISTAL DE ROCHE (QUARTZ BLANC)	116	X	X	X
DIOPTASE	118			
ÉMERAUDE	120			
FLUORINE	122			
GRENAT	124	X	X	
HÉLIODORE	126			X
HÉLIOTROPE	128	X	X	
HÉMATITE	130	X		
HOWLITE	132			
JADE	134			
JASPE MOKAÏTE	136	X	X	X
JASPE ROUGE	138	X		
KUNZITE	140			
LABRADORITE	142			

LES CRISTAUX ADAPTÉS AUX CHAKRAS

CHAKRA 4 LE CHAKRA DU CŒUR	CHAKRA 5 LE CHAKRA DE LA GORGE	CHAKRA 6 LE CHAKRA DU TROISIÈME ŒIL	CHAKRA 7 LE CHAKRA COURONNE
X	X	X	X
	X		
X	X		
		X	X
	X	X	
			X
			X
X			
	X	X	
	X		
X			
			X
			X
			X
X			
X			
X	X	X	X
X		X	
X			
X	X	X	X
X			
		X	X
X			
		X	
X		X	
X			
		X	X

LES CRISTAUX ADAPTÉS AUX CHAKRAS

	PAGES	CHAKRA 1 LE CHAKRA RACINE	CHAKRA 2 LE CHAKRA SACRÉ	CHAKRA 3 LE CHAKRA DU PLEXUS SOLAIRE
LAPIS-LAZULI	144			
LARIMAR	146			
LARME D'APACHE	148	X		
LÉPIDOLITE	150			
MALACHITE	152			
MOLDAVITE	154			
MORGANITE	156			
OBSIDIENNE NOIRE	158	X		
ŒIL-DE-FAUCON	160	X		
ŒIL-DE-TIGRE	162			X
ONYX	164	X		
OPALE VERTE	166			
PÉRIDOT	168			X
PIERRE DE LUNE	170		X	
PIERRE DE SOLEIL	172		X	X
PIERRE DES FÉES	174	X	X	X
PYRITE	176	X		X
QUARTZ FUMÉ	178	X		
QUARTZ ROSE	180			
QUARTZ RUTILE	182	X	X	X
QUARTZ TOURMALINE	184	X	X	X
RHODOCHROSITE	186			
RHODONITE	188			X
SÉLÉNITE	190			
SEPTARIA	192	X		
SÉRAPHINITE	194			
SHUNGITE	196	X		X
SODALITE	198			
TECTITE	200	X	X	X
TOPAZE BLEUE	202			
TOURMALINE NOIRE	204	X		
TURQUOISE	206			
ULEXITE	208			
UNAKITE	210			
ZIRCON	212	X		X

LES CRISTAUX ADAPTÉS AUX CHAKRAS

CHAKRA 4 LE CHAKRA DU CŒUR	CHAKRA 5 LE CHAKRA DE LA GORGE	CHAKRA 6 LE CHAKRA DU TROISIÈME ŒIL	CHAKRA 7 LE CHAKRA COURONNE
	X	X	X
X	X		
X		X	X
X			
X		X	
X			
		X	
		X	
X		X	
X			
		X	
X	X	X	X
X			
X	X	X	X
X	X	X	X
X			
X			
			X
X	X	X	
X		X	X
	X	X	
X	X	X	X
	X	X	
	X	X	
		X	X
		X	
X			

LES CRISTAUX POUR ÉQUILIBRER LES SIGNES ASTROLOGIQUES

	PAGES	BÉLIER	TAUREAU	GÉMEAUX	CANCER	LION
AGATE	74	X	X	X	X	X
AIGUE-MARINE	76	X	X	X		
AMAZONITE	78	X	X			
AMBRE	80			X		
AMÉTHYSTE	82	X				X
APATITE	84			X		
APOPHYLLITE	86	X			X	
ARAGONITE	88					
AVENTURINE	90	X	X			X
AZURITE	92	X				
BOIS FOSSILE	94	X		X		X
CALCÉDOINE BLEUE	96	X		X	X	
CALCITE ORANGE	98				X	X
CALCITE VERTE	100				X	
CÉLESTITE	102		X	X		X
CHALCOPYRITE	104	X				
CHAROÏTE	106					
CHRYSOCOLLE	108		X	X	X	
CHRYSOPRASE	110	X	X		X	
CITRINE	112	X		X		X
CORNALINE	114		X		X	X
CRISTAL DE ROCHE (QUARTZ BLANC)	116	X	X	X	X	X
DIOPTASE	118					X
ÉMERAUDE	120	X	X	X		
FLUORINE	122	X				
GRENAT	124					X
HÉLIODORE	126				X	X
HÉLIOTROPE	128	X				
HÉMATITE	130	X		X		
HOWLITE	132		X	X		
JADE	134	X	X	X		
JASPE MOKAÏTE	136				X	X
JASPE ROUGE	138			X		
KUNZITE	140	X	X			X
LABRADORITE	142				X	X

LES CRISTAUX POUR ÉQUILIBRER LES SIGNES ASTROLOGIQUES

VIERGE	BALANCE	SCORPION	SAGITTAIRE	CAPRICORNE	VERSEAU	POISSONS
X	X	X	X	X	X	X
		X		X		
X						X
X	X					X
X		X	X			X
	X	X	X			
X					X	
		X	X	X		X
X				X		
X			X			
				X	X	
			X	X		
	X	X				
		X	X		X	
				X		
X			X	X		X
X		X	X			
X						
	X	X				
	X					
		X				
X	X	X	X	X	X	X
		X	X			X
	X		X			
X	X			X		X
X				X	X	
			X		X	X
	X	X		X		X
					X	X
	X	X				X
	X				X	
		X			X	X
	X	X				X
	X	X				
		X	X			X

LES CRISTAUX POUR ÉQUILIBRER LES SIGNES ASTROLOGIQUES

	PAGES	BÉLIER	TAUREAU	GÉMEAUX	CANCER	LION
LAPIS-LAZULI	144	X	X			
LARIMAR	146	X				X
LARME D'APACHE	148	X				
LÉPIDOLITE	150					
MALACHITE	152				X	
MOLDAVITE	154		X			
MORGANITE	156		X			
OBSIDIENNE NOIRE	158					
ŒIL-DE-FAUCON	160	X				X
ŒIL-DE-TIGRE	162		X		X	X
ONYX	164			X		X
OPALE VERTE	166	X	X		X	
PÉRIDOT	168					X
PIERRE DE LUNE	170				X	
PIERRE DE SOLEIL	172			X		X
PIERRE DES FÉES	174			X	X	
PYRITE	176					X
QUARTZ FUMÉ	178			X		
QUARTZ ROSE	180		X			X
QUARTZ RUTILE	182			X		
QUARTZ TOURMALINE	184			X	X	
RHODOCHROSITE	186				X	X
RHODONITE	188		X		X	
SÉLÉNITE	190		X	X		X
SEPTARIA	192	X	X			
SÉRAPHINITE	194				X	X
SHUNGITE	196	X		X		
SODALITE	198	X	X			
TECTITE	200	X			X	
TOPAZE BLEUE	202	X	X			X
TOURMALINE NOIRE	204			X	X	
TURQUOISE	206			X		
ULEXITE	208	X		X	X	
UNAKITE	210			X		X
ZIRCON	212				X	X

LES CRISTAUX POUR ÉQUILIBRER LES SIGNES ASTROLOGIQUES

VIERGE	BALANCE	SCORPION	SAGITTAIRE	CAPRICORNE	VERSEAU	POISSONS
X			X	X		
X				X		
			X		X	
X	X	X			X	X
		X	X	X		X
X			X			
X	X		X		X	
		X	X	X		X
X				X	X	
				X		X
	X	X			X	X
			X			X
X		X	X			
X	X	X		X		
	X	X		X		
			X		X	X
	X			X	X	X
X	X			X		
		X	X		X	X
		X			X	X
X		X	X			
	X	X		X		
X			X			
X			X	X		
			X		X	X
	X	X			X	
X			X	X		
		X			X	
X			X			
	X			X		X
		X	X		X	X
	X			X		
X		X		X		
X			X			X

LES CRISTAUX POUR GUIDER SUR LE CHEMIN DE VIE

	PAGES	CHEMIN DE VIE 1	CHEMIN DE VIE 2	CHEMIN DE VIE 3	CHEMIN DE VIE 4
AGATE	74		x		x
AIGUE-MARINE	76		x	x	
AMAZONITE	78	x	x	X	
AMBRE	80	x			x
AMÉTHYSTE	82			x	
APATITE	84			x	
APOPHYLLITE	86		x		
ARAGONITE	88	x			x
AVENTURINE	90	X			x
AZURITE	92				
BOIS FOSSILE	94	x			x
CALCÉDOINE BLEUE	96		x	x	
CALCITE ORANGE	98	x			x
CALCITE VERTE	100		x		x
CÉLESTITE	102			x	
CHALCOPYRITE	104				
CHAROÏTE	106		x		x
CHRYSOCOLLE	108		x	x	x
CHRYSOPRASE	110		x		
CITRINE	112	x		x	x
CORNALINE	114	x			
CRISTAL DE ROCHE (QUARTZ BLANC)	116		x		x
DIOPTASE	118		x	x	x
ÉMERAUDE	120		x		
FLUORINE	122	x		x	x
GRENAT	124	x			
HÉLIODORE	126	x			
HÉLIOTROPE	128				x
HÉMATITE	130				x
HOWLITE	132		x	x	
JADE	134		x		x
JASPE MOKAÏTE	136	x			x
JASPE ROUGE	138	x			x
KUNZITE	140		x	x	
LABRADORITE	142	x	X		x

LES CRISTAUX POUR GUIDER SUR LE CHEMIN DE VIE

CHEMIN DE VIE 5	CHEMIN DE VIE 6	CHEMIN DE VIE 7	CHEMIN DE VIE 8	CHEMIN DE VIE 9	CHEMIN DE VIE 11
	x		x		
x					x
	x	x		x	x
x			x		x
x	x	x	x	x	
		x		x	
	x	x		x	x
x			x		
x		x			x
	x	x		x	x
x			x		x
	x			x	
x		x			
		x		x	x
	x		x	x	
x	x		x		
	x	x			x
		x	x		x
x				x	
	x	x	x	x	x
x	x		x		x
	x		x	x	x
x	x	x		x	x
	x	x		x	x
	x		x	x	x
x			x		
x		x			x
	x		x		
			x		
	x			x	
x		x	x		x
	x	x		x	
x			x		x
	x	x		x	x
x				x	x

LES CRISTAUX POUR GUIDER SUR LE CHEMIN DE VIE

	PAGES	CHEMIN DE VIE 1	CHEMIN DE VIE 2	CHEMIN DE VIE 3	CHEMIN DE VIE 4
LAPIS-LAZULI	144			x	
LARIMAR	146			x	
LARME D'APACHE	148				x
LÉPIDOLITE	150		x	x	
MALACHITE	152	x	x	x	
MOLDAVITE	154			x	
MORGANITE	156				x
OBSIDIENNE NOIRE	158				
ŒIL-DE-FAUCON	160	x			x
ŒIL-DE-TIGRE	162	x			x
ONYX	164				x
OPALE VERTE	166	x	x	x	
PÉRIDOT	168		x		
PIERRE DE LUNE	170				
PIERRE DE SOLEIL	172	x			x
PIERRE DES FÉES	174		x		
PYRITE	176	x			x
QUARTZ FUMÉ	178	x			x
QUARTZ ROSE	180	x	x	x	
QUARTZ RUTILE	182				x
QUARTZ TOURMALINE	184	x			
RHODOCHROSITE	186	x	x	x	
RHODONITE	188		x	x	
SÉLÉNITE	190				x
SEPTARIA	192	x			x
SÉRAPHINITE	194	x			
SHUNGITE	196				x
SODALITE	198	x			
TECTITE	200	x			x
TOPAZE BLEUE	202		x	x	
TOURMALINE NOIRE	204	x			x
TURQUOISE	206		x	x	x
ULEXITE	208				
UNAKITE	210				x
ZIRCON	212		x		

LES CRISTAUX POUR GUIDER SUR LE CHEMIN DE VIE

CHEMIN DE VIE 5	CHEMIN DE VIE 6	CHEMIN DE VIE 7	CHEMIN DE VIE 8	CHEMIN DE VIE 9	CHEMIN DE VIE 11
	x	x		x	x
	x				
	x		x		
		x			x
	x			x	x
	x		x	x	
		x			
x	x		x		x
			x		
x			x		x
		x			
	x	x		x	
x				x	
	x		x	x	x
x		x	x		
	x		x	x	x
x		x	x		
			x		
	x	x		x	x
x			x		
x					
	x			x	x
	x	x		x	
		x	x	x	x
			x		
x	x	x	x	x	x
					x
x	x				x
		x			
	x				x
x			x		
				x	x
		x			
x	x		x		

LES CRISTAUX POUR ACCOMPAGNER LE CYCLE MENSTRUEL

	PAGES	PHASE MENSTRUELLE (J 21 À 28)	PHASE PRÉ-OVULATOIRE (J 1 À 7)	PHASE OVULATOIRE (J 8 À 14)	PHASE PRÉMENSTRUELLE (J 15 À 20)
AGATE	74			X	
AIGUE-MARINE	76		X		
AMAZONITE	78	X			
AMBRE	80			X	
AMÉTHYSTE	82			X	
APATITE	84			X	
APOPHYLLITE	86				X
ARAGONITE	88		X		
AVENTURINE	90		X		
AZURITE	92	X			
BOIS FOSSILE	94		X		
CALCÉDOINE BLEUE	96				X
CALCITE ORANGE	98	X			
CALCITE VERTE	100		X		
CÉLESTITE	102	X			
CHALCOPYRITE	104				X
CHAROÏTE	106	X			
CHRYSOCOLLE	108			X	
CHRYSOPRASE	110				X
CITRINE	112		X		
CORNALINE	114	X			
CRISTAL DE ROCHE (QUARTZ BLANC)	116	X			
DIOPTASE	118				X
ÉMERAUDE	120			X	
FLUORINE	122		X		
GRENAT	124		X		
HÉLIODORE	126			X	
HÉLIOTROPE	128		X		
HÉMATITE	130		X		
HOWLITE	132	X			
JADE	134		X		
JASPE MOKAÏTE	136				X
JASPE ROUGE	138		X		
KUNZITE	140			X	
LABRADORITE	142				X

LES CRISTAUX POUR ACCOMPAGNER LE CYCLE MENSTRUEL

	PAGES	PHASE MENSTRUELLE (J 21 À 28)	PHASE PRÉ-OVULATOIRE (J 1 À 7)	PHASE OVULATOIRE (J 8 À 14)	PHASE PRÉMENS-TRUELLE (J 15 À 20)
LAPIS-LAZULI	144	X			
LARIMAR	146			X	
LARME D'APACHE	148			X	
LÉPIDOLITE	150				X
MALACHITE	152				X
MOLDAVITE	154	X			
MORGANITE	156			X	
OBSIDIENNE NOIRE	158	X			
ŒIL-DE-FAUCON	160		X		
ŒIL-DE-TIGRE	162				X
ONYX	164	X			
OPALE VERTE	166			X	
PÉRIDOT	168			X	
PIERRE DE LUNE	170	X			
PIERRE DE SOLEIL	172		X		
PIERRE DES FÉES	174			X	
PYRITE	176		X		
QUARTZ FUMÉ	178				X
QUARTZ ROSE	180			X	
QUARTZ RUTILE	182	X			
QUARTZ TOURMALINE	184				X
RHODOCHROSITE	186			X	
RHODONITE	188				X
SÉLÉNITE	190	X			
SEPTARIA	192				X
SÉRAPHINITE	194				X
SHUNGITE	196	X			
SODALITE	198	X			
TECTITE	200			X	
TOPAZE BLEUE	202			X	
TOURMALINE NOIRE	204			X	
TURQUOISE	206				X
ULEXITE	208		X		
UNAKITE	210				X
ZIRCON	212			X	

LES CRISTAUX POUR SE CONNECTER AUX CYCLES LUNAIRES

	PAGES	LUNE DÉCROISSANTE	NOUVELLE LUNE	LUNE CROISSANTE	PLEINE LUNE
AGATE	74				X
AIGUE-MARINE	76	X			
AMAZONITE	78		X		
AMBRE	80				X
AMÉTHYSTE	82				X
APATITE	84				X
APOPHYLLITE	86	X			
ARAGONITE	88			X	
AVENTURINE	90			X	
AZURITE	92		X		
BOIS FOSSILE	94			X	
CALCÉDOINE BLEUE	96	X			
CALCITE ORANGE	98		X		
CALCITE VERTE	100			X	
CÉLESTITE	102		X		
CHALCOPYRITE	104	X			
CHAROÏTE	106		X		
CHRYSOCOLLE	108				X
CHRYSOPRASE	110	X			
CITRINE	112			X	
CORNALINE	114		X		
CRISTAL DE ROCHE (QUARTZ BLANC)	116		X		
DIOPTASE	118	X			
ÉMERAUDE	120				X
FLUORINE	122			X	
GRENAT	124			X	
HÉLIODORE	126				X
HÉLIOTROPE	128			X	
HÉMATITE	130			X	
HOWLITE	132		X		
JADE	134			X	
JASPE MOKAÏTE	136	X			
JASPE ROUGE	138			X	
KUNZITE	140				X
LABRADORITE	142	X			

LES CRISTAUX POUR SE CONNECTER AUX CYCLES LUNAIRES

	PAGES	LUNE DÉCROISSANTE	NOUVELLE LUNE	LUNE CROISSANTE	PLEINE LUNE
LAPIS-LAZULI	144		X		
LARIMAR	146				X
LARME D'APACHE	148				X
LÉPIDOLITE	150	X			
MALACHITE	152	X			
MOLDAVITE	154		X		
MORGANITE	156				X
OBSIDIENNE NOIRE	158		X		
ŒIL-DE-FAUCON	160			X	
ŒIL-DE-TIGRE	162	X			
ONYX	164		X		
OPALE VERTE	166				X
PÉRIDOT	168				X
PIERRE DE LUNE	170		X		
PIERRE DE SOLEIL	172			X	
PIERRE DES FÉES	174				X
PYRITE	176			X	
QUARTZ FUMÉ	178	X			
QUARTZ ROSE	180				X
QUARTZ RUTILE	182		X		
QUARTZ TOURMALINE	184	X			
RHODOCHROSITE	186				X
RHODONITE	188	X			
SÉLÉNITE	190		X		
SEPTARIA	192	X			
SÉRAPHINITE	194	X			
SHUNGITE	196		X		
SODALITE	198		X		
TECTITE	200				X
TOPAZE BLEUE	202				X
TOURMALINE NOIRE	204				X
TURQUOISE	206	X			
ULEXITE	208			X	
UNAKITE	210	X			
ZIRCON	212				X

LES CRISTAUX POUR LES ACTIVITÉS & LES PIÈCES DE LA MAISON

	PAGES	YOGA & MÉDITATION	TRAVAIL	SOMMEIL	SPORT	TRAVAUX MANUELS
AGATE	74	x	x	x		
AIGUE-MARINE	76		x	x		x
AMAZONITE	78	x		x		
AMBRE	80		x		x	
AMÉTHYSTE	82	x		x		x
APATITE	84	x		x		x
APOPHYLLITE	86	x		x		
ARAGONITE	88		x		x	
AVENTURINE	90		x	x	x	x
AZURITE	92	x		x		
BOIS FOSSILE	94		x		x	
CALCÉDOINE BLEUE	96		x	x		x
CALCITE ORANGE	98		x		x	x
CALCITE VERTE	100	x				
CÉLESTITE	102	x		x		
CHALCOPYRITE	104	x	x			
CHAROÏTE	106			x		
CHRYSOCOLLE	108		x			
CHRYSOPRASE	110					x
CITRINE	112	x	x		x	
CORNALINE	114		x			x
CRISTAL DE ROCHE (QUARTZ BLANC)	116	x	x	x	x	x
DIOPTASE	118	x				x
ÉMERAUDE	120		x	x		
FLUORINE	122	x	x			
GRENAT	124		x		x	
HÉLIODORE	126		x			x
HÉLIOTROPE	128		x		x	
HÉMATITE	130		x		x	
HOWLITE	132	x		x		
JADE	134	x		x		
JASPE MOKAÏTE	136		x		x	x
JASPE ROUGE	138		x		x	
KUNZITE	140	x		x		
LABRADORITE	142		x			

LES CRISTAUX POUR LES ACTIVITÉS & LES PIÈCES DE LA MAISON

VOYAGE	CUISINE	SALON	CHAMBRE	SALLE DE BAINS	ENTRÉE
x	x	x	x		
x			x	x	
		x	x	x	
	x			x	x
		x	x	x	
			x		
		x	x	x	
	x				x
x		x	x	x	
		x	x		
x	x				x
		x	x	x	
x	x	x			
x		x		x	
		x	x	x	
x	x	x			
x			x	x	
x		x		x	
		x		x	
x	x	x			x
	x	x		x	
x	x	x	x	x	x
		x	x		
x			x		
	x				
x	x				x
		x		x	
		x			x
x	x	x			x
			x	x	
		x	x	x	
		x			x
x	x	x			
		x	x	x	
x		x		x	x

LES CRISTAUX POUR LES ACTIVITÉS & LES PIÈCES DE LA MAISON

	PAGES	YOGA & MÉDITATION	TRAVAIL	SOMMEIL	SPORT	TRAVAUX MANUELS
LAPIS-LAZULI	144	x				x
LARIMAR	146	x				x
LARME D'APACHE	148				x	
LÉPIDOLITE	150	x		x		
MALACHITE	152	x		x		
MOLDAVITE	154	x				
MORGANITE	156	x				x
OBSIDIENNE NOIRE	158					
ŒIL-DE-FAUCON	160		x		x	x
ŒIL-DE-TIGRE	162		x		x	
ONYX	164		x		x	
OPALE VERTE	166	x		x		
PÉRIDOT	168	x				
PIERRE DE LUNE	170	x		x		x
PIERRE DE SOLEIL	172		x		x	
PIERRE DES FÉES	174	x		x		x
PYRITE	176		x		x	x
QUARTZ FUMÉ	178		x		x	
QUARTZ ROSE	180	x		x		
QUARTZ RUTILE	182	x			x	
QUARTZ TOURMALINE	184	x	x		x	x
RHODOCHROSITE	186	x		x		
RHODONITE	188	x				
SÉLÉNITE	190	x		x		
SEPTARIA	192		x		x	x
SÉRAPHINITE	194	x				x
SHUNGITE	196		x			
SODALITE	198	x				x
TECTITE	200	x	x		x	
TOPAZE BLEUE	202	x				
TOURMALINE NOIRE	204		x		x	
TURQUOISE	206		x			x
ULEXITE	208	x		x		
UNAKITE	210		x		x	
ZIRCON	212	x				x

LES CRISTAUX POUR LES ACTIVITÉS & LES PIÈCES DE LA MAISON

VOYAGE	CUISINE	SALON	CHAMBRE	SALLE DE BAINS	ENTRÉE
	x	x			
x		x		x	
		x	x	x	
x		x	x	x	
x		x	x		
x		x		x	
x					x
	x				x
x	x	x			x
					x
x		x	x	x	x
		x		x	
			x	x	
x	x	x			
		x	x	x	
x	x	x			x
		x			x
x	x	x	x	x	x
x		x			x
	x				x
		x	x	x	
		x		x	
	x	x	x	x	
x	x				x
x		x			
x	x	x	x	x	x
	x	x			
		x			x
x				x	
x	x	x			x
x		x		x	
	x		x	x	
		x			x
		x		x	

LES CRISTAUX POUR ACTIVER LA LOI D'ATTRACTION

	PAGES	AMOUR	ARGENT	SANTÉ	PROTECTION
AGATE	74				x
AIGUE-MARINE	76			x	
AMAZONITE	78	x			
AMBRE	80		x		x
AMÉTHYSTE	82				
APATITE	84				
APOPHYLLITE	86			x	
ARAGONITE	88		x		x
AVENTURINE	90	x			
AZURITE	92				
BOIS FOSSILE	94		x		x
CALCÉDOINE BLEUE	96			x	
CALCITE ORANGE	98			x	
CALCITE VERTE	100	x			
CÉLESTITE	102				
CHALCOPYRITE	104		x		
CHAROÏTE	106	x			
CHRYSOCOLLE	108			x	
CHRYSOPRASE	110				
CITRINE	112		x		
CORNALINE	114			x	
CRISTAL DE ROCHE (QUARTZ BLANC)	116				x
DIOPTASE	118	x			
ÉMERAUDE	120			x	
FLUORINE	122			x	
GRENAT	124	x			x
HÉLIODORE	126		x		
HÉLIOTROPE	128				x
HÉMATITE	130				x
HOWLITE	132			x	
JADE	134			x	
JASPE MOKAÏTE	136				x
JASPE ROUGE	138			x	
KUNZITE	140	x			
LABRADORITE	142			x	x

	LES CRISTAUX ET LEURS USAGES ÉMOTIONNELS			
SYNCHRONICITÉS	COLÈRE	TRISTESSE	FRUSTRATION	ANXIÉTÉ
	X		X	
	X			X
	X			X
			X	
X	X		X	X
X	X			
	X		X	X
			X	
	X			
X		X	X	
			X	
	X			X
		X		
	X			
X	X		X	X
	X	X		
	X			
X		X		
	X		X	X
		X		
	X		X	X
	X	X		
			X	
	X			X
		X	X	
	X			X
			X	
			X	
	X	X		
	X			X
		X		
		X		
	X	X	X	
		X		X

LES CRISTAUX POUR ACTIVER LA LOI D'ATTRACTION

	PAGES	AMOUR	ARGENT	SANTÉ	PROTECTION
LAPIS-LAZULI	144				
LARIMAR	146	x			
LARME D'APACHE	148				x
LÉPIDOLITE	150	x			
MALACHITE	152	x		x	
MOLDAVITE	154				
MORGANITE	156	x		x	
OBSIDIENNE NOIRE	158				x
ŒIL-DE-FAUCON	160				
ŒIL-DE-TIGRE	162				x
ONYX	164				x
OPALE VERTE	166	x		x	
PÉRIDOT	168		x		
PIERRE DE LUNE	170				
PIERRE DE SOLEIL	172		x		
PIERRE DES FÉES	174			x	
PYRITE	176		x		x
QUARTZ FUMÉ	178			x	x
QUARTZ ROSE	180	x			
QUARTZ RUTILE	182		x		
QUARTZ TOURMALINE	184			x	x
RHODOCHROSITE	186	x			
RHODONITE	188	x			
SÉLÉNITE	190				
SEPTARIA	192				x
SÉRAPHINITE	194				
SHUNGITE	196			x	x
SODALITE	198				
TECTITE	200			x	x
TOPAZE BLEUE	202				
TOURMALINE NOIRE	204			x	x
TURQUOISE	206			x	x
ULEXITE	208				
UNAKITE	210				x
ZIRCON	212			x	

LES CRISTAUX ET LEURS USAGES ÉMOTIONNELS

SYNCHRONICITÉS	COLÈRE	TRISTESSE	FRUSTRATION	ANXIÉTÉ
X			X	
X	X			
		X		
	X		X	
	X	X		
X		X	X	
	X	X		
			X	
X			X	
	X	X	X	X
	X			
X	X	X		X
	X		X	
X			X	X
			X	
			X	
	X	X		X
	X			
			X	
	X	X		X
	X	X		
X	X		X	X
X		X	X	X
		X		
X		X	X	
X	X			X
		X	X	
	X			X
X	X			X
		X	X	
X			X	

LES CRISTAUX ET LEURS USAGES PHYSIQUES

	PAGES	MAUX DE TÊTE	MAUX DE GORGE	PROBLÈMES CARDIAQUES
AGATE	74			
AIGUE-MARINE	76		x	
AMAZONITE	78		x	x
AMBRE	80			
AMÉTHYSTE	82	x		
APATITE	84		x	
APOPHYLLITE	86	x		
ARAGONITE	88	x		
AVENTURINE	90			x
AZURITE	92			
BOIS FOSSILE	94	x		
CALCÉDOINE BLEUE	96		x	
CALCITE ORANGE	98			
CALCITE VERTE	100			x
CÉLESTITE	102	x	x	
CHALCOPYRITE	104			
CHAROÏTE	106	x		
CHRYSOCOLLE	108		x	
CHRYSOPRASE	110			x
CITRINE	112			
CORNALINE	114			
CRISTAL DE ROCHE (QUARTZ BLANC)	116	x		
DIOPTASE	118			x
ÉMERAUDE	120			
FLUORINE	122		x	
GRENAT	124			
HÉLIODORE	126			
HÉLIOTROPE	128			x
HÉMATITE	130	x		x
HOWLITE	132			
JADE	134			x
JASPE MOKAÏTE	136			
JASPE ROUGE	138			x
KUNZITE	140			
LABRADORITE	142	x		

LES CRISTAUX ET LEURS USAGES PHYSIQUES

DOULEURS ABDOMINALES	DÉSÉQUILIBRES GYNÉCOLOGIQUES	INFLAMMATIONS	TROUBLES ALIMENTAIRES	ADDICTIONS
X		X		
X	X	X		
			X	
	X			
			X	X
	X	X		
				X
X				
		X		
	X	X		
X				
X	X			
X		X		X
		X	X	
		X		
	X			
X				
	X			
		X		
	X			
	X			
X	X	X		
		X		
X	X			X
X				

LES CRISTAUX ET LEURS USAGES PHYSIQUES

	PAGES	MAUX DE TÊTE	MAUX DE GORGE	PROBLÈMES CARDIAQUES
LAPIS-LAZULI	144			
LARIMAR	146		x	
LARME D'APACHE	148	x		
LÉPIDOLITE	150			x
MALACHITE	152			x
MOLDAVITE	154			x
MORGANITE	156		x	x
OBSIDIENNE NOIRE	158			
ŒIL-DE-FAUCON	160	x		
ŒIL-DE-TIGRE	162			
ONYX	164	x		
OPALE VERTE	166			x
PÉRIDOT	168			
PIERRE DE LUNE	170			
PIERRE DE SOLEIL	172			
PIERRE DES FÉES	174			
PYRITE	176	x		
QUARTZ FUMÉ	178	x		
QUARTZ ROSE	180			x
QUARTZ RUTILE	182			
QUARTZ TOURMALINE	184	x		
RHODOCHROSITE	186			x
RHODONITE	188	x		
SÉLÉNITE	190			
SEPTARIA	192			
SÉRAPHINITE	194	x		
SHUNGITE	196	x		
SODALITE	198	x		
TECTITE	200			
TOPAZE BLEUE	202		x	
TOURMALINE NOIRE	204	x		x
TURQUOISE	206		x	
ULEXITE	208			
UNAKITE	210	x		
ZIRCON	212	x		

LES CRISTAUX ET LEURS USAGES PHYSIQUES

DOULEURS ABDOMINALES	DÉSÉQUILIBRES GYNÉCOLOGIQUES	INFLAMMATIONS	TROUBLES ALIMENTAIRES	ADDICTIONS
		X	X	X
		X		
		X		
				X
		X		
X				
			X	X
X				
X		X		
		X		
		X		X
X			X	
	X			
X				
	X	X		X
X				
X				
	X	X		X
X		X		
				X
		X		
	X	X		
		X		
			X	X
X	X			
			X	
X				
		X		
		X		
	X		X	

Remerciements

CRISTAUX

CHÂTEAU CRISTAL,
boutique de minéraux et bijoux
www.chateaucristal.com
Instagram : chateau_cristal

LET'S PLAY ON THE MOON,
bien-être et cristaux
https://letsplayonthemoon.fr/
Instagram : @letsplayonthemoon

MINERALES DO BRASIL
86, rue de Miromesnil, 75008 Paris
https://www.midobras.com/

STYLISME

Nous remercions toutes les boutiques et créateurs avec qui nous avons pu réaliser ces belles photos :
Blou : www.blou-paris.fr
Empreintes :
www.empreintes-paris.com/fr/
Fleux : www.fleux.com
Les petits bohêmes :
www.lespetitsbohemes.fr
Main edition : www.mainedition.com
Pompon bazar : pomponbazar.com/fr/

REMERCIEMENTS DE L'AUTEURE

Cet ouvrage a été une merveilleuse aventure, soutenue par ma famille et mes proches, notamment ma maman qui a toujours été ma première supportrice.

Je remercie les éditions Solar pour leur confiance et leur soutien. Merci à Gwladys pour sa patience malgré mon emploi du temps chargé et mes déplacements aux quatre coins du monde.

Je remercie également Marie et Nathalie pour leur beau travail de mise en lumière de tous ces trésors et pour m'avoir accompagnée lors d'une belle séance photo dans la nature.

Merci à Erwan et Carole pour leur confiance, pour le prêt de toutes ces merveilleuses pierres et pour être mes fidèles partenaires depuis le début.

Enfin merci à chacune de mes rencontres, les thérapeutes et passionnés, qui m'ont permis de retrouver cette âme de sorcière que j'avais longtemps oubliée.

Et merci à vous chers lecteurs, qui me permettez de réaliser mes rêves d'enfant et de mettre à disposition mon histoire et mes connaissances avec un profond engagement.

Composition et mise en pages
Nord Compo à Villeneuve-d'Ascq
Achevé d'imprimer en France par l'imprimerie Clerc
à Saint-Amand-Montrond